平成27年10月～平成30年5月

「ナイチンゲールの看護思想を実践に活かそう！」
―「ナイチンゲール看護研究会・滋賀」の学びと歩み―

城ケ端　初子　編著

(「ナイチンゲール看護研究会・滋賀」代表)

ナイチンゲール看護研究会・滋賀

はじめに

　「近代看護」の礎を築いたフローレンス・ナイチンゲール（Florence Nightingale 1820-1910）は活動や数多くの著作を通して、私ども看護職者に多くのことを教えてくれる。その中でも、看護とは何か、何が看護であり、何が看護ではないのかを明確に指し示してくれている。

　一方、20世紀から21世紀にかけての医療の発展はめざましく、複雑多様化する中で看護職者に対するニーズもまた拡大し大きく変化してきている。その中で、看護専門職としての期待される役割遂行と日々の看護業務の中で看護行為そのものよりも、どちらかといえば、医療補助業務に多くの時間を要したり、限られた勤務時間の中でいかに予定されている援助行為を行えるかが課題になったりする現状のあることも否めない。多忙な日常業務の中で今日の看護実践を振りかえり、看護たるを得たかどうかを評価する時、「看護とは何か」を見失いかけている自分に気づかされることもある。こうしたことが重なると、期待されるものとそこに到達したいと努力している自分とのギャップから、自信を失ったりひいては職場を去る等の結果にもつながりかねない。そこで本研究会は、ナイチンゲールの看護思想（理論）を基にして、看護実践の中で、再度自己の実践行動を振りかえり実践を理論につなげて評価することによって、自信をもって日々の業務に取り組んでいけるように、また、逆にナイチンゲールの看護思想（理論）を学び実践活動に活かしていけるようにできることをめざして、自主的な研究会としての「ナイチンゲール看護研究会・滋賀」を立ち上げ、学習活動を続けてきた。本書は研究会の2年半にわたる学びと歩みをまとめたものである。

　尚、内容は「聖泉看護学研究」Vol.6、8で「ナイチンゲール看護思想を実践に活かすための研究会の取り組みと課題」としてまとめ発表したものを基盤にしている。

　本書は看護実践の中で不安や疑問を感じている看護職者や、ナイチンゲールの看護思想（理論）を学び、実践につなげたいと考えている看護学生や看護職者の方々に学びを一歩すすめるために活用して頂ければ幸いである。また、本研究会へのご参加をもお待ちしているところである。

　本書は5部で構成されている。
　　第1部　ナイチンゲールの看護思想と実践
　　第2部　研究会例会における学び
　　第3部　ナイチンゲール看護講演会
　　第4部　研究会例会を通しての学び
　　第5部　ア・ラ・カ・ル・ト

　最後に本書の編集に際し、奥田のり美先生、桶河華代先生、出版にあたり、ひがし印刷の大橋氏、サンライズ出版の藤本氏にご尽力頂いた。紙面を借りて深謝いたします。

　　　　　　　　　　　　　　　　　　　　　　　　　　　平成31年3月1日
　　　　　　　　　　　　　　　　　　　　　　　　　　　編著者を代表して
　　　　　　　　　　　　　　　　　　　　　　　　　　　城ケ端　初子

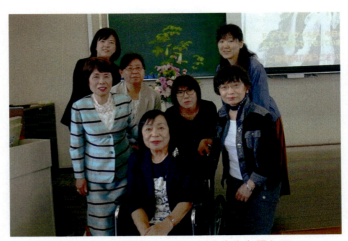
平成30年5月　第3回講演会の後　川北先生を囲んで

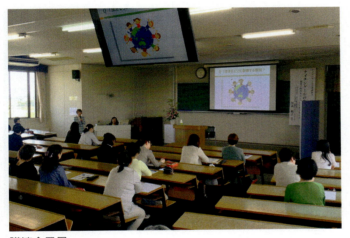
講演会風景

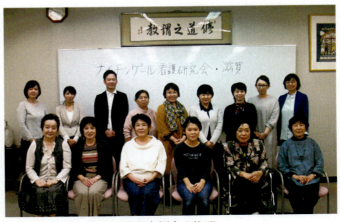
平成30年10月　第16回研究会例会の後で

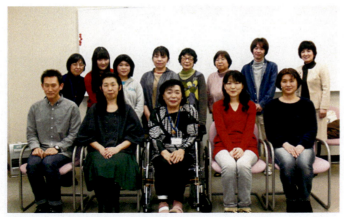
平成28年2月　第5回研究会例会の後で

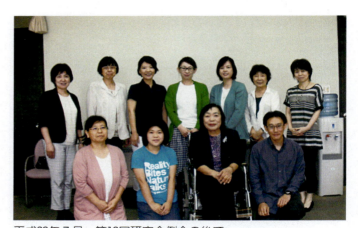
平成29年7月　第13回研究会例会の後で

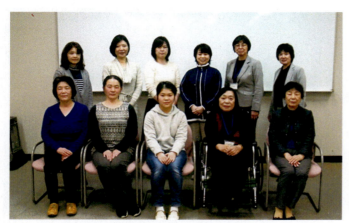
平成30年3月　第19回研修会例会の後で

目 次

第1部 ナイチンゲールの看護思想と実践
1. なぜナイチンゲールの看護思想が必要なのか················城ヶ端 初子 2
2. なぜナイチンゲール看護論が実践に移せないのか············大川 眞紀子 7
3. ナイチンゲール看護思想を基礎教育でいかに教えるか········井上 美代江 10
4. 在宅看護でナイチンゲール看護思想を活用する意義··········桶河 華代 13
5. 大学院でナイチンゲール看護を学ぶ意義····················髙島 留美 16

第2部 研究会例会における学び
序章 研究会における学びの全体像·································20
1. 研究会の開催年月日、参加者と研修内容·······················20
2. 「病気は回復過程である」DVD視聴（第1回例会の活動内容）······20
　（1）研修内容··城ヶ端 初子 21
　（2）研究会における討論・学び・気づき······················23
　（3）研究会における学び・感想····························中島 真由美 24
3. 序章 病気とは、看護とは（第2回例会の活動内容）·············26
　（1）研修内容··城ヶ端 初子 29
　（2）研究会における討論・学び・気づき······················33
　（3）研究会における学び・感想····························永山 夕水 35
　　　　　　　　　　　　　　　　　　　　　　　　　　　　浅居 美樹 37
4. 序章 人間とは、環境とは（第3回例会の活動内容）·············37
　（1）研修内容··城ヶ端 初子 37
　（2）研究会における討論・学び・気づき······················39
　（3）研究会における学び・感想····························増田 安代 40
5. 第1章 換気と保温（第4回例会の活動内容）····················41
　（1）研修内容··城ヶ端 初子 41
　（2）研究会における討論・学び・気づき······················43
　（3）研究会における学び・感想····························山崎 香織 44
6. 第2章 住居の衛生（第18回例会の活動内容）···················45
　（1）研修内容··桶河 華代 45
　（2）研究会における討論・学び・気づき······················46
　（3）研究会における学び・感想····························千田 昌子 46
7. 第3章 小管理（第5回例会の活動内容）·······················47
　（1）研修内容··城ヶ端 初子 47

（2）研究会における討論・学び・気づき ………………………………………… 49
　　　（3）研究会における学び・感想 …………………………………… 漆野　裕子　50
　8．第4章　音（第6回例会の活動内容） ………………………………………………… 51
　　　（1）研修内容 ……………………………………………………… 城ヶ端　初子　51
　　　（2）研究会における討論・学び・気づき ………………………………………… 53
　　　（3）研究会における学び・感想 …………………………………… 小島　　唯　53
　9．第5章　変化（第7回例会の活動内容） ……………………………………………… 54
　　　（1）研修内容 ……………………………………………………… 城ヶ端　初子　54
　　　（2）研究会における討論・学び・気づき ………………………………………… 56
　　　（3）研究会における学び・感想 …………………………………… 大塚　聖子　56
10．第6章　食事（第8回例会の活動内容） ……………………………………………… 58
　　　（1）研修内容 ……………………………………………………… 城ヶ端　初子　58
　　　（2）研究会における討論・学び・気づき ………………………………………… 60
　　　（3）研究会における学び・感想 ………………………………… 高野　真由美　60
11．第7章　どんな食事を与えるか（第9回例会の活動内容） ………………………… 62
　　　（1）研修内容 ……………………………………………………… 城ヶ端　初子　62
　　　（2）研究会における討論・学び・気づき ………………………………………… 63
　　　（3）研究会における学び・感想 …………………………………… 桶河　華代　64
12．第8章　ベッドと寝具類（第9回例会の活動内容） ………………………………… 65
　　　（1）研修内容 ……………………………………………………… 城ヶ端　初子　65
　　　（2）研究会における討論・学び・気づき ………………………………………… 67
　　　（3）研究会における学び・感想 …………………………………… 平木　聡美　67
13．第9章　日光（第10回例会の活動内容） …………………………………………… 69
　　　（1）研修内容 ……………………………………………………… 城ヶ端　初子　69
　　　（2）研究会における討論・学び・気づき ………………………………………… 70
　　　（3）研究会における学び・感想 …………………………………… 帰山　雅宏　71
14．第10章　部屋と壁の清潔（第11回例会の活動内容） ……………………………… 72
　　　（1）研修内容 ……………………………………………………… 城ヶ端　初子　72
　　　（2）研究会における討論・学び・気づき ………………………………………… 74
　　　（3）研究会における学び・感想 …………………………………… 寺澤　律子　74
15．第11章　身体の清潔（第11回例会の活動内容） …………………………………… 76
　　　（1）研修内容 ……………………………………………………… 城ヶ端　初子　76
　　　（2）研究会における討論・学び・気づき ………………………………………… 77
　　　（3）研究会における学び・感想 ………………………………… 大川　眞紀子　78
16．第12章　余計な励ましと忠告（第12回例会の活動内容） ………………………… 79
　　　（1）研修内容 ……………………………………………………… 城ヶ端　初子　79

（2）研究会における討論・学び・気づき……………………………………………… 81
　　（3）研究会における学び・感想 ………………………………………城ヶ端　初子　82
17．第13章　病人の観察（第13・14回例会の活動内容）………………………………… 84
　　（1）研修内容 …………………………………………………………桶河　華代　84
　　（2）研究会における討論・学び・気づき……………………………………………… 85
　　（3）研究会における学び・感想 ………………………………………奥田　のり美　85
18．終章（第15回例会の活動内容）………………………………………………………… 86
　　（1）研修内容 …………………………………………………………桶河　華代　86
　　（2）研究会における討論・学び・気づき……………………………………………… 87
　　（3）研究会における学び・感想 ………………………………………桶河　華代　88
19．補章（第16・17回例会の活動内容）…………………………………………………… 89
　　（1）研修内容 …………………………………………………………桶河　華代　89
　　（2）研究会における討論・学び・気づき……………………………………………… 90
　　（3）研究会における学び・感想 ………………………………………松井　克奈子　91

第3部　ナイチンゲール看護講演会

1．第1回（平成28年6月）

　ナイチンゲールを支えたもの ……………………………………講師：中島　小乃美　94
　　・講師プロフィール紹介
　　（1）講演会からの学び …………………………………………………井上　美代江　108

2．第2回（平成29年6月）

　ナイチンゲール看護思想と病院 …………………………………講師：城ヶ端　初子　110
　　・講師プロフィール紹介
　　（1）講演会からの学び …………………………………………………水主　千鶴子　115
　　（2）講演会からの学び …………………………………………………桶河　華代　116

3．第3回（平成30年5月）

　ナイチンゲールの生き方
　　――慈愛と物事を正しく見る眼と強い心―― …………………講師：川北　敬子　118
　　・講師プロフィール紹介
　　（1）講演会からの学び …………………………………………………奥田　のり美　124
　　（2）講演会からの学び …………………………………………………齋藤　京子　125
　　（3）講演会からの学び …………………………………………………桶河　華代　126
　　（4）講演会からの学び …………………………………………………川瀬　さゆり　128

第4部　研究会例会を通しての学び

1．研究会を継続する理由 ……………………………………………………大川　眞紀子　130

2．「ナイチンゲール看護研究会・滋賀」事務局を担当して ……………… 井上　美代江　131
3．研究会に参加して「看護」と「介護」を考える ……………………… 桶河　華代　132
4．患者になって気づいたこと「ナイチンゲール理論」を通して ……… 奥田　のり美　134
5．新たな気持ちで看護と向き合う ………………………………………… 松井　克奈子　135
6．看護基礎教育の中の役割と看護の再認識 ……………………………… 千田　昌子　137
7．ナイチンゲール研究会・滋賀に参加して ……………………………… 吉永　典子　138
8．ナイチンゲール研究会に参加して ……………………………………… 寺澤　律子　140
9．ナイチンゲール研究会・滋賀に参加して ……………………………… 平木　聡美　141
10．ナイチンゲール研究会・滋賀に参加して ……………………………… 髙島　留美　143
11．ナイチンゲール研究会・滋賀に参加して ……………………………… 田村　聡美　145
12．ナイチンゲール研究会・滋賀に参加して ……………………………… 齋藤　京子　146
13．ナイチンゲール研究会・滋賀に参加しての学び ……………………… 浅居　美樹　148
14．ナイチンゲール研究会との出会い ……………………………………… 高野　真由美　150
15．「ナイチンゲール研究会・滋賀」で学んだこと ……………………… 漆野　裕子　151
16．ナイチンゲール研究会・滋賀に参加して ……………………………… 堂脇　かおり　151
17．ナイチンゲール研究会・滋賀に参加して ……………………………… 小島　唯　153
18．今だからこそ、ナイチンゲール看護論を ……………………………… 竹澤　恵　154
19．ナイチンゲール看護研究会・滋賀に参加して ………………………… 増田　繁美　155
20．看護実践者である今だから気付けること ……………………………… 田村　好規　157

第5部　ア・ラ・カ・ル・ト

1．聖泉大学教育後援会会報vol.5（2015年11月発行）
　　30周年記念講演会～第1弾開催～ ………………………………………………………… 160
2．聖泉大学教育後援会会報vol.6（2016年3月発行）
　　ナイチンゲール看護研究会・滋賀 ………………………………………………………… 160
3．聖泉大学教育後援会会報vol.7（2016年7月発行）
　　ナイチンゲール看護研究会～第1弾開催～ ……………………………………………… 161
4．平成28年度活動報告書　つながり
　　ナイチンゲール研究会に参加して ………………………………………… 小島　唯　162
5．聖泉大学教育後援会会報vol.9（2017年8月発行）
　　―ナイチンゲール週間企画講演会― ……………………………………………………… 164
6．聖泉大学教育後援会会報vol.11（2018年10月発行）
　　～看護の母ナイチンゲールの信念～ ……………………………………………………… 165
　　～看護学研究科　看護理論の個人発表～ ………………………………………………… 165

第1部

ナイチンゲールの看護思想と実践

1．なぜナイチンゲールの看護思想が必要なのか

城ケ端　初子

　ナイチンゲールの看護思想は、看護の基礎と考えられほとんどの看護基礎教育課程で教えられている。しかし、臨床の場では、十分活用されているとはいい難い現状である。
　何故このような状況になっているのであろうか？何故、理論は看護実践で活かされないのであろうか？このことを考えるために看護の世界で50年余りを過ごしてきた私の体験を振りかえり、その中にある看護（思想）に関する受けた教育と私の取り組みから現状と問題を捉え、そこから今、なぜ、ナイチンゲール看護思想が必要であると思うかを探ってみたい。尚、学びと歩みのプロセスを6段階に分けた。

1　ナイチンゲールの看護思想に関する学びと実践

一段階：ナイチンゲールの看護思想への遠い道のり。
　私は、昭和35年15才で京都の准看護学校に入学した。学校は歴史と伝統のある病院付属で全日制・全寮制であった。生徒はいつも全員でまとまって寮から病院にある学校に通い、食事は病院の食堂で食べ、自由時間は少なく学校でも寮でも厳格なしつけと教育・訓練が行なわれ、忍耐と奉仕に徹することが当然と思われていた。授業料も食費・寮費の徴収はなく学校から奨学金も出た。そして、卒業後は3年の就業義務があった。
　この学校では、毎日朝礼で「ナイチンゲール誓詞」を全員で唱和することから一日が始まった。その頃私達は、この誓詞は、看護を志す者にとってきわめて大切なものと理解しており、暗記して今でもそらで言うことができる程である。
　この時代は、ナイチンゲールの看護思想に関する教育はほとんどなく、誓詞も本来のナイチンゲール精神とはかけ離れたもので、私達は厳しい現実の中で白衣の天使になることを夢見て、学業や実習に励んでいたのであった。

二段階：看護実践への疑問、看護とは何か？看護師とは何をする人か。
　准看護学校を卒業し、私は働きながら定時制高校に学んだ。高校では教員や生徒たちから多くの学びを得て、勉学と仕事に励んだ。内科病棟に配属された私は、多くの疑問に出合った。その中の1つに大先輩の看護師の老人患者に対する関わりがずさんで、患者からの苦情が多く憤りを感じることさえあった。そんな時、看護とは何か？看護師は何をする人なのかと悩んだ。苦しくなって看護師長に「看護って一体何なのか？」と尋ねると「今頃何を言ってるの、看護師が行っていることはすべて看護でしょう」と窘められた。こんな日が続くとあれほど熱意をもっていた看護の仕事が、いつの間にか遠くなり、自分のやるべき仕事は他にあるのではないかと思うようになって、高校を

卒業して、大学法学部に進んだ。弁護士をめざす多くの先輩達と司法試験の勉強グループの研修に参加したりして充実した日々を過ごした。ところが2年生になって大病をして入院生活を余儀なくされた。

　大学病院ではあったが、看護師の数が少なく、手術を受ける患者は必ず付添が必要で、家族が付けない場合は、家政婦紹介所から派遣された家政婦に頼るのが常であった。私は母が付き添って何事もしてくれたが、ようやく歩けるようになりゆっくりと廊下を歩いていると、家政婦の人達が「あの子若いのに可愛そうに癌やって」と囁き合う声を聞いて心が折れそうな思いの日々を過ごした。この病院で受けた看護のひどさと家政婦の発言など私は、「私がやるべき事は弁護士などではなく看護師ではないか？元気に退院できたら私は看護師になって苦しい状況にある患者の力になろう」と決意し翌年看護学校（進学コース）に進んだ。

　この段階では、実践の中でナイチンゲールの看護思想を学ぶこともなく、活用することもなく過ぎていった。

三段階：希望を持って入学した看護学校で学ぶ中でナイチンゲールの看護思想に疑問を抱く。

　24才で看護学生となった私は、看護とは何か？看護師とは何をする人かと問い続けた。「看護学総論」の授業でナイチンゲール著の「看護覚え書」に触れる機会があったものの、この書籍の内容に深く入ることはなく、読んでレポートを提出するというものであった。これだけでは自分でナイチンゲールの言わんとすることが理解に至らない状況であった。ところが「内科看護学」の授業で、講師が「内科看護の原則は安静、保温、栄養、感染予防です。ナイチンゲールも言っているでしょう？"生命力の消耗を最小限にするように生活過程をととのえるのが看護だと。つまり、安静が必要だということです」と。私はナイチンゲールがそんなことを言っているとは思えず、疑念を抱いたのであった。そこで「看護覚え書」を読みかえした。どうみても安静ではないもっと大きなことを示していると思ったもののナイチンゲールの思想に確信がもてなかった。理解できないことにもどかしさを感じていた。

　看護学校を卒業し臨床に戻った私は、看護師として実習指導と院内教育など引き受けながら看護の仕事に邁進した。臨床の中でナイチンゲールの看護思想を実践に移す等の考えは全くない環境の中での仕事であった。

四段階：看護研修学校（教員養成課程）でナイチンゲールの看護思想に出合う。

　母校の看護学校から専任教員の要請を受けて教育の仕事に移った。この要請に応じたのは、臨床で自分一人がどんなに頑張っても看護できる患者は限られている。それならば教育の場で良い看護ができる看護師を育て、その人達が臨床で多くの患者の看護ができれば意味のあることではないかと思ったからであった。しかし、実際に教育に携わってみると状況は私の思いとは大きく違っていた。講義と臨地実習指導に追われ、学内に居る時は非常勤講師の資料のコピーをはじめ雑用が多く勉強などできなかった。看護を教えられる教員になりたいと、翌年、日本看護協会看護研修学校（教

員養成課程）に入学した。看護研修学校の教育は、今まで体験したことのないものであった。教師陣には、薄井坦子先生、小林富美栄先生、細見怜子先生、見藤隆子先生など当時の看護界の指導者達で、特に薄井先生の授業からはナイチンゲールの看護思想に関して学びを深めることが出来、ようやく念願のナイチンゲールの看護思想を学ぶ機会に恵まれたのであった。薄井先生はちょうど「科学的看護論」の出版（初版）をされた時でもあり、この書籍をもとに授業終了後も学生達での討論が続いた。

　ようやくナイチンゲールの看護思想に出合え、1年後看護教員として学生達と共に学べる自信が湧いて希望に満ちて看護学校の仕事に戻ったのであった。

五段階：米国の看護大学院で「看護理論」を学ぶ。

　かつて海外研究員として6か月間、出張していた米国の大学の教授から、大学院への留学を勧められていた。そこで私は、仕事を終えた後は、英語教室に通い、TOEFL合格にむけて準備をすすめた。こうしてようやく米国バージニア州の大学院看護学研究科（看護管理学コース）で学ぶ機会が与えられた。そこで関心の高かった「看護理論」を選択した。

　このクラスでは、米国で開発された各理論をグループで、プレゼンテーション方式で進め、最終的にはこの理論はナイチンゲールの看護思想が基になっているという所に落ち着くのであった。ここであらためて学ぶナイチンゲールの看護思想は、心に染み入るような感激をもって学びなおしたのであった。

六段階：ナイチンゲールの看護思想をもっと多くの看護職者と学べる機会をつくりたい。
　　　　そして理論を現場での実践につなげたい。

　帰国して私は、栃木県に新設された国際医療福祉大学保健学部看護学科に「基礎看護学」の教授として赴任した。開設した新しい大学であることから、看護の基礎であるナイチンゲールの看護思想を地域の病院等に就業する看護職者と学習できる機会の必要性を痛感し、「ナイチンゲール看護研究会・栃木」の自主学習会を立ちあげ、月1回の研究（修）会と年1度の講演会をもった。私達はナイチンゲールの看護思想の見事さに強く惹かれていった。その内、研究会のメンバーから、ナイチンゲールのゆかりの地を旅したい要望が生まれ、1週間の予定でセント・トーマス病院やナイチンゲール博物館における見学・研修に参加し、ナイチンゲールの看護思想が一層身近に感じられるようになった。

　その後、私の転任に伴い、岐阜大学では「ナイチンゲール看護研究会・岐阜」の自主学習会をもち栃木と同様の活動を続けた。

　さらに、平成27年10月から聖泉大学で「ナイチンゲール看護研究会・滋賀」を立ちあげ、学習活動を続けている。これらの研究会で臨床にある看護職と大学の教員、院生、大学生達と共にナイチンゲールの看護思想を学び合い、理論をいかに臨床の実践に活かしていくかをディスカッションしながら、メンバー間で具体的な方法なども話合えるいい機会になっている。この段階でようやく考

第1部　ナイチンゲールの看護思想と実践

えを共にする看護職者で、ナイチンゲールの看護思想を学び活用できるところに到り今後も一層研修を続けていきたいと考えている。

2　これまで歩んだナイチンゲール看護思想までの道のりにある現状と問題

（1）ナイチンゲールやその看護思想は時代によって捉え方や教えられ方が異なること

　私が初めてナイチンゲールについて学んだ頃は、ナイチンゲール誓詞に代表されるように高い倫理性が重んじられ奉仕博愛の精神で黙々と仕事に従事することが求められ、本来の意味でナイチンゲールの看護思想を学んでいない。

（2）看護教育の方法にある問題について

　看護基礎教育課程では、「看護理論」の教科目がない所もある。しかし「看護学総論」で必ずナイチンゲールの活動や看護思想に関することは教えられている。学部では「看護覚え書」は用いられても表面的な指導で終わっていることが多い。ナイチンゲールの看護思想の中から特に人間とは、健康とは、環境とは、看護とは、についての確たる内容を教え、それらを基に具体的な方法論を教える必要を感じている。そうしなければ学生が、看護の礎を築いたナイチンゲールの真の意味を知らずに過ぎていくことになる。私の体験の中でも、「看護覚え書」の活用の仕方の問題と誤った教育が認められた。その疑問が、その段階の学生の力では看護思想の理解に至らず、学習効果が得られないことにつながっていく。

（3）看護思想（理論）が、実践の場で活用されないのは何故か？

　ナイチンゲールの看護思想が、臨床の現場で活用されているところは少ない現状である。看護基礎教育で学んだ看護思想が表面的であったことや、臨床の多忙さもあり、活用の意義が理解されていないのか、あるいは理解していても実践できないのか？臨床の看護師にこそ自己の実践を振りかえり、看護であったといえるか否かの自己評価につなげるためにも、ナイチンゲールの看護思想の必要性が大きいと考えるのは私だけであろうか？

（4）ナイチンゲール看護思想を学び合える機会をつくることの大切さ

　看護師は臨床で仕事を始めると、他の病院で就業する人達と交流の機会は少ない。理論を実践に移すあるいは、実践から理論を引き出す働きを看護師自らが行い病院を越えて看護職として共に学習し合うことは、大切なことであり今後の活動に期待したい。

3　今、なぜナイチンゲールの看護思想が必要なのか？

　ナイチンゲールの活躍は、150年も前のことで現代とは社会情勢も病院のあり方も異なるので古くて役に立たないという声も聞く。しかし、時代がいかに変わろうとも、病院のあり方や看護の本質を示すナイチンゲールの著作は貴重なものであることは、言うまでもない。

（1）病院の在り方に関しては、ナイチンゲールは「病院が備えているべき第一の必要条件は、病

院は病人に害を与えないことである」（病院覚え書）と述べている。近代の病院では、冷暖房が整備され、空調がゆき届き、明るく清潔で安全に見える。しかし、現代の病院でも残念なことに、院内感染や転倒・転落などの事故が発生している現状である。まさに「病人に害を与えない」というナイチンゲールの病院の必要条件は満たされていない。

（2）看護のあり方に関しては、看護体制もかつては考えられなかった。看護部長は副院長として病院の経営に関わる立場になっている。また、看護職にも専門看護師、認定看護師、特定行為に関わる看護師など高度な専門的な人達が増えてきている。専門職として看護職のレベルが向上してきているように思える。他方、病棟における看護状況には、電子カルテや標準看護計画の導入など機器を用い、科学的な看護を展開しているように思える。しかし、看護の本来の仕事である「療養上の世話」は次第に看護師の役割に占める割合は少なくなっていて、患者のニードにあわせた看護といい切れない例も多くみられる。このような状況からもう一度ナイチンゲールの看護思想を学びなおし、看護とは何かを自己に問う必要を痛感するものである。

（3）臨床で自己の実践を果たして看護しているかを問いなおし評価する必要があると思う。そのためには、同一病院の看護職だけではなく施設（病院）を越えて看護職同士が実践体験を積極的に語り合い、議論し看護者全員が中心となる理論をもって各自が実践に当ることが必要である。そのためにはまず、ナイチンゲールの看護思想に立ちかえり、実践に移していく必要がある。

（4）看護基礎教育における教育方法について、ナイチンゲールの看護思想（理論）を、表面的な教授で終わらせず、看護学生に看護理論の基本となるものであることを紹介し、内容について議論し、看護者が共有する概念であることを知らせ、いかに事例に展開できるか学習し合うような教育内容が必要であると考えている（講義、演習、学内実習、臨床実習）。理論を実践につなげる最初の段階の大もとは、学生時代の学習方法にあると思うからである。

　もっと教育内容と方法の充実を図らないと、貴重なナイチンゲールの看護思想が継承できなくなるのではないかと危機を感じている。

　病院や看護のあり方をとらえ、看護職が真の専門職として活動するためには、看護基礎教育におけるナイチンゲールに関する教育内容と方法の検討、臨床で看護師がその患者にあった看護過程が展開でき、自己の実践を看護の視点から看護であったか否かを評価するためにも、ナイチンゲールの看護思想は必要不可欠なものであると考えている。

2．なぜナイチンゲール看護論が実践に活かせないのか

大川　眞紀子

1　看護理論と実践は車の両輪

　看護理論はナイチンゲールによって基礎が築かれて以来、20世紀のアメリカで研究・開発がなされ日本に導入された。それ自体は、アメリカにおける精神文化によって支えられて発展している。しかし、文化的背景の異なるわが国においては試行錯誤しながら、わかりやすい表現を用いながら活用しているのが現状である。

　「看護理論がわからなくても看護はできる」と発言していることを耳にすることがある。看護基礎教育の内容は「看護計画」「看護過程」で学習して、「看護理論」という内容は存在しなかったことが起因していると思われる。現在は、看護基礎教育機関において、看護理論は、科目や内容が精選され教授されている。そこでは、看護理論は看護を実践するためのツールであること、学んだ看護理論の知識を実践に活用する事であると説明している。しかし、「看護理論の展開」は「看護理論」の展開に終始し、「看護理論の展開」が「実践」と乖離している感さえある。

　「理論と実践は表裏の関係にあり密接不可欠な関係にある。看護理論は実践に活用されはじめて機能するものであり、実践は看護理論に支えられてこそ、はじめて看護となり得る」[1]。

　また、ナイチンゲールは、「理論というものは実践に支えられている限りは大いに有効なものであるが、実践の伴わない理論は看護師に破滅をもたらす」[2] と述べている。つまり、ナイチンゲールは「理論と実践の一致」が基本的な方針であったと知ることができる。

　強調したいことは、看護実践の主体は看護をする人であり、実践は看護理論を手がかりにしていることである。

　「理論なき実践は盲目であり、実践なき理論は空虚である」。これは社会学者クルト・レビンの言葉である。まさに理論と実践は別のものではないと言い当てているのではないか。

2　看護理論から看護の本質

　看護理論がなぜ必要なのか、なぜ看護理論を学ぶのか、誰もが一度は自問した言葉ではないだろうか。

　わが国では、ナイチンゲールが1859年に著した「看護覚え書」を、看護を学ぶ者のテキストとして使用されたのは、1968年頃からである。看護理論に関する研究・開発が行われるようになってまだ50年位しか経っていない。

　金井は、「学問としての看護学の対象は『看護実践（看護すること）そのもの』なのです。つまり看護実践の目的や構造を研究したり、看護実践に含まれている諸要素を分析したり、実践の仕方

（方法）を説明して、さらなる発展の方向性を見出すなど、こうした事柄を究明していくことが、学問としての看護学が担う課題である」[3]と述べ看護の対象は人間であるが、看護学の対象は看護実践であることを示している。

城ヶ端は「看護実践が看護であるためには、看護の本質、つまり看護を成立させている看護独自の性質が、備わっていなければならない。看護独自の性質とは、看護の目的論、対象論、方法論がなければ看護独自のものとはなりえない。（中略）看護の本質を追究するための手がかりとなるのが、看護理論である」[4]と述べている。つまり、看護理論と看護実践は同一線上に存在しているのである。

看護の原点であるナイチンゲールの看護論を次の3点にまとめると、一つは、看護は病気を看るのではなく、病人を看る。つまり、人間を看るということである。人間を看るということはその人全体をみるということであり、身体だけではないということである。その人の生活、いのち全体に配慮することを意味している。二つ目は、三重の関心である。理性的な関心、心のこもった関心、技術的関心である。これらは個々に存在するのではなく、相互にバランスよく存在するということである。「看護とは、すなわち、自分自身は決して感じたこともない他人の感情のただ中へ自己を投入する能力をこれほど必要とする仕事はほかに存在しないのである」[5]。三つ目は、自然治癒力である。ナイチンゲールは、病気とは回復過程であり、回復力、自然治癒力が人間の病気の回復に影響を及ぼすといっている。すべての病気は回復過程であり、回復過程とは侵されたり、衰えたりする過程を癒そうとする自然の働きとしている。看護は、回復過程において障害となるものを取り除き、環境を取り巻く空気、陽光、温度、清潔、静けさ、栄養などに関して、患者の生命力の消耗を最小限にするように整えることであるとしている。それは、人間が本来持っている自然の力に働きかけることであり、環境を整えることである。普遍的な看護として対象論、目的論、方法論と読み取れるのではないか。

時代が変わっても、人間は特に進歩しているわけではない、道具が進歩したといって良いのではないだろうか。それ故、変わらぬ人間の本質に寄り添う普遍的な看護の本質を持ち続け、人々がたくましく、うまく、より善く生きていけるように、看護を実践していくことが必要ではないか。城ヶ端らが述べている実践の中に看護の本質が存在しなければならないということはいうまでもない。

私たちの「ナイチンゲール看護研究会・滋賀」の取り組みが、看護思想を実践に活かすことを目指している所以である。

3　看護は実践の科学

看護は、「実践の科学である」といわれているように、実践が伴わなくてはならないし、実践するためには根拠が必要である。勿論、実践するためには観察が重要な根拠となる。従って、看護を「実践の科学」として発展させる方法として観察や記録が必要となる。

看護者は何を観察しているのか。日常的には、患者の疾患や症状、日常生活行動など身体的な側

面だけでなく。精神的な側面にも留意している。現象として表れている以外にも目の前のその人の内面的な面にも注意を払っている。しかし、昨今、看護理論を重要視するあまり、看護の科学的側面に重きをおきすぎて、経験知や直観的側面を軽視している向きがある。

　ナイチンゲールは、「最初に患者を見た瞬間から、もう観察は始められるのです。いやそれどころか、まず看護師にきびしく要求されることは、病人の観察なのです。クロット先生があなた方に記録の取り方を教えてくださっていますし、あなた方にはそれぞれ週2回の自由時間が与えられていて、自分の記録を整理することもできるのです」[6]と述べている。

　また、川嶋は「毎日の看護実践で看護師は、自分の諸感覚を投入して実に多様な観察を行っている。その結果、独自の判断をしながら必要な援助を提供しているのだが、実際にはそのことが記録されることはあまりない」[7]と述べている。

　ナイチンゲールや川嶋は、観察し実践したことを記録としてまとめる重要性を説いている。観察そのことが目的になるのではなく、観察によって得た情報を実践に活用して、患者にとって最も必要なケアの資料とすることである。チームで情報を共有することによって実践したケアを評価し、よりよいケアに発展させるのである。

　つまり、看護が「実践の科学」といわれるためには。患者により良いケアを実践することであり、実践するためには科学的な根拠に基づいた観察や実践した記録を整理することが不可欠である。人間の生や生活の現象を見極めることが真実につながる。

　看護者にとって観察とは奥が深いことをナイチンゲールが百数十年前に述べていることを知るにつれ、ナイチンゲールの看護論は決して古いものではないと確信する。

4　ナイチンゲール看護論は実践で生きている

　看護の歴史は、母親が子供の世話をすることから発したといわれている。ケアが専門的でなかった時代から近代の専門的な看護に発展してきた歴史がある。

　医療状況が変化している現在、看護とは何かを考えながら仕事をしている人はどれほどいるのであろうか。臨床では、看護はチームを構成し実践しているが、看護師の数だけ考え方や方法があってはならないし、看護チームの実践力が低下し患者に十分なケアが提供できないようなことがあってはならない。それ故、看護師一人ひとりの実践が看護になっているのか否かを判断する必要がある。多忙で厳しい現状だからこそ。実践するための拠り所として看護理論は必要なのである。

　「ナイチンゲールの看護理論は、アメリカなどで生み出された様々な看護理論と比べると、形式において異なる。それは、ナイチンゲールの時代には『看護理論』と呼ばれるものがなく、彼女の理論は後になって著作から導き出されたものであることが背景にあるからである。ナイチンゲールの理論は後年、『看護理論のはじまり』と称され、その後の看護理論の基礎となった」[8]。

　看護の基礎を築いたナイチンゲールの看護論が根底にあることを考えれば、それぞれの理論家の

看護理論を活用しようが看護の基本は変わらない、看護の原理・原則は普遍である。

　看護が「実践の科学」である以上、実践されなければ看護になり得ない。「おや！いつもと違う」という直観が患者の小さな変化を捉える。看護とは何かを追求し続けている姿勢があれば、臨地で看護理論を実践していることになるのではないかと考えている。

文献

1）城ヶ端初子著：看護理論からの出発　久美出版　まえがき　2010

2）F・ナイチンゲール著　薄井坦子訳：ナイチンゲール著作集　第三巻看護師と見習い生への書簡　現代社　P395　1977

3）金井一薫著：看護学を創る　新看護学概論　現代社　P16　2012

4）城ヶ端初子著：実践に生かす看護理論　サイオ出版　P10　2014

5）F・ナイチンゲール著　小林章夫、竹内　喜訳：看護覚え書　うぶすな書院　P225

6）前掲2）P393

7）川嶋みどり著：看護観察と判断　看護の科学社　まえがき　1988

8）前掲4）P22

3．ナイチンゲール看護思想を基礎教育でいかに教えるか

　　　　　　　　　　　　　　　　　　　　　　　　　　井上　美代江

　看護基礎教育において、看護学生は看護理論を学習する。その時、必ずナイチンゲールの『看護覚え書』について学ぶ。ナイチンゲールの『看護覚え書』を知らない学生はいない。

　しかし、城ケ端ら（2016）は看護教育領域では、多くの看護系大学や大学院で看護理論の教育が実施されている一方で、教育内容や方法は各学校で精選され教授されている状況にあると述べている。看護基礎教育の看護理論のテキストについて、出版社により内容は様々である。看護学概論のなかに看護理論を編集している出版社や看護理論をテキストとして編集している出版社もある。ナイチンゲールは看護理論の他、看護歴史において近代看護のなかで看護の創始者として紹介されている。ナイチンゲールの『看護覚え書』を教授する時、この時代の社会状況、例えば産業革命後、多くの労働者が劣悪な環境の下で働いていたことや環境の悪化などをあわせて説明することで学生は古い書物であってもより関心をもって読むことができるのではないか。私自身以前は理論家の紹介と代表的な著書の紹介、そして、理論の説明に終始していた。しかし、大学院での授業や「ナイチンゲール看護研究会・滋賀」の学習で教授内容がまだまだ不十分であることに気づかされた。そ

のため、例えば『看護覚え書』が執筆された当時の状況が想像できるよう学生ができるだけ興味・関心が持てるよう説明したいと考えている。

　また、ナイチンゲールは「看護とは、新鮮な空気や陽光、暖かさや清潔さ、静かさを保ち、食事を適切に選び管理する——すなわち、患者にとっての生命力の消耗を最小になるようにして、これらすべてを適切に行うことであるという意味を持つべきなのである」と看護の定義を述べている。実習において、学生が患者を取り巻く環境を調整していくことが看護であることが意味づけられるよう事象と理論を関連づけられる指導・助言が必要なのである。重要なことは学生が臨地実習において、看護理論を看護実践に活用できることである。

　看護は、その時代を生きた人々の健康ニーズや社会的な要請を受けて変化し発展してきた。看護理論は、理論家たちの生きた時代の情勢、思想の影響を受け社会的要請や人々のニーズなどから、様々な理論の開発がされてきた。

　しかしながら、看護の実践場面において看護理論は活用されていない状況がある。多くの看護師は看護理論が看護実践に必要であると考えている。しかし、活用ができない状況がある。本研究会に参加している病院で働く看護師や訪問看護の看護師は、ナイチンゲールの看護思想は、看護の基礎と捉えている。しかし活用されているとは言い難い状況だと感じていた。実践の場で理論をどのように活用すればよいのか。戸惑っている看護職が多いことが改めて明らかになった。また、参加者は「看護とは」を今一度考えたいという強い思いを持っていることがわかった。

　看護実践に理論が活用されていない臨地において、学生の看護の実践場面にいかに理論を意識的に適用して実習体験を評価するのか。正木ら（2012）は学生の実習体験について、理論を意識的に適用して評価することの大切さを述べている。また、例えばナイチンゲールの理論を活用する場合は、看護になっていた場面、なっていなかったと捉える場面について、ナイチンゲールが言う「病気は回復過程である」という見方に基づいて、学生自身が評価する。この評価の過程は、実施した看護の不足に気づき、よりよい看護の方向性を導き出すことが可能になると述べている。さらに正木ら（2012）は数少ない体験しか有しない初学者であっても、理論を意識的に適用しその統合を促すことで、看護実践能力を組織的に強化していくことが可能であると示唆している。そして、看護理論を意識的に実践に適用することは、個々の看護者の実践能力の発展に寄与する可能性もあると述べている。

　看護教員は、学生が実習で経験した看護についてリフレクションする時に理論を活用できるよう示唆を与える。このような関わりが理論を実践に活用していく過程で重要であると考える。

　先日、看護技術の授業で食事について1年生に授業を行った。課題学習として『看護覚え書』の第6章「食事」を読み、学びをまとめておくように伝えた。

　ナイチンゲールは、患者の飢餓状態は看護師のせいであると述べている。それは看護師の配慮不足で患者を食欲不振にしてしまうからである。食事の援助はその人が食べられる状況に整えること。

どのように調整すればその人は食べられるのか。その人にとって食事とは何なのか。食事の援助の配慮が詳細に述べられていた。

　以前、本研究会で食事の学習会を行った時の意見交換を思い出した。病院で働いている看護師の意見で「先日一人の患者に対して食事を待たせた挙句、患者の食事介助がぬけてしまった。夕食の時間帯のことであり、1名の看護師が対応していたが、他の用事が入りメンバーに食事介助を依頼した。その依頼がうまく伝わらないで眠前になって食事介助ができていないことに気づいた。患者が「今は食べたくない」と話したため、水分摂取を促して、翌日の朝食は一番に介助することにした。そして、長時間食事を待っていた患者に申し訳なかった。もっと人の食事に関心をもつことが大切であると痛感した」とのことだった。また、ホスピスで働いた経験をもつ看護師は、「看取りの間際まで患者は食事を摂取する。患者がスタッフと一緒に野菜つくりを行った。畑を中心に人が集まり、食事が喉を通らなかった患者がもぎだての新鮮なプチトマトが食べられたことがあった。一般病棟では時間に追われる。看護師は食事の援助をしながら早く終わらせて次の仕事へといった状況がある、しかし食事は治療的側面としても楽しみな事なのである。そのことを忘れないで対象を理解する必要がある」とのことだった。これらの意見はナイチンゲールが『看護覚え書』の中で私たちに伝えていることである。「患者に対して食事とは何なのか？」食事時間等患者に対して配慮不足の多いこと」「患者の食事に関心をもつことの重要性」などであった。授業で、ただ知識の教授にとどまらず実際の看護実践をナイチンゲールの看護に照らし合わせて学生とともに実践につなげられる援助を考えていくことが大切であると改めて感じている。

　ナイチンゲール看護思想を基礎教育でいかに教えるのか。この問いかけに対して、引き続き自問自答をしていく必要がある。看護実践の場面において、学生とともに看護者として、何が正しく、何が最善であるかを考え、看護を実践することの価値を再確認するときに指標の一つとして活用していきたい。

文献

- フローレンス・ナイチンゲール著　小林章夫　竹内喜訳：看護覚え書　うぶすな出版　東京　2015
- 城ケ端初子編著：ナイチンゲール讃歌　サイオ出版　東京　2015
- 城ケ端初子編著：看護理論からの出発　久美出版　京都　2010
- 城ケ端初子　大川眞紀子　井上美代江：看護理論の発展経過と現状および展望　聖泉看護学研究5　P1-12　2016
- 城ケ端初子　大川眞紀子　井上美代江：ナイチンゲールの看護思想を実践に活かすための研究会の取り組みと課題―「ナイチンゲール看護研究会・滋賀」の歩みから―聖泉看護学研究6　P19-25　2017
- 正木治恵　酒井郁子編著：看護理論の活用　看護実践の問題解決のために　医歯薬出版　東京　2012
- 宮脇美保子編集：基礎看護学①看護学概論　メヂカルフレンド社　東京　2017
- ライダー島崎玲子　小山敦代　田中幸子編集執筆：看護学概論　看護追求へのアプローチ　医歯薬出版　東京　2018
- 筒井真優美編集：看護理論　看護理論20の理解と実践への応用　改訂版2版　南江堂　東京2015

4．在宅看護でナイチンゲール看護思想を活用する意義

桶河　華代

1　ナイチンゲールの看護思想は在宅看護を目指している

　ナイチンゲールは、近代看護を創設した人物として語り継がれており、看護という仕事が専門教育を受けた女性の職業として高めたナイチンゲールの存在は、今なおくっきりと歴史に刻まれている。150点にも及ぶ文献からは、現代という時代、ことに在宅ケアが最重要課題となっている日本の看護界に必要な、看護の視点を読み解くことができる。homeという概念を看護の概念に結びつけ、現在使われているhome nursingという言葉を1900年に既に使っていたともいわれる。

　「看護覚え書」は、「他人の健康に直接の責任を負っている女性たちに、考え方のヒントを与えるために」書かれたものであり、第1章で換気の重要性、第2章で住居の衛生を述べて自宅の環境を整えることを重要視している。第3章では小管理と示すように他人の健康に責任を持つ女性や看護師が常にいない状態でも管理ができるというような在宅看護を示している。

　宗教によらない職業看護師による組織化された訪問看護の歴史は、ナイチンゲール以前にはさかのぼることはできない。訪問看護の父とされるウィリアム・ラスボーンは、病妻を看取るために雇った個人付き添い看護師メアリー・ロビンソンの優れた働きをみて、貧しい人々を救うためには訓練を受けた職業看護師が必要であると考え、ナイチンゲールの助言を得て貧しい病人の家への訪問看護活動を始めている。

　ナイチンゲールは、「病院というものはあくまでも文明のひとつの段階を示しているにすぎない。究極の目的は、すべての病人を家庭で看護することである」といい、病院看護師と並んで訪問看護師の存在を重視し、その組織のあり方と制度の確立に尽くしている。

　これらのことから、ナイチンゲールの看護思想は在宅看護を目指しているといえる。

2　ナイチンゲールが望む在宅療養へ

　ナイチンゲールの予想どおり2000年に日本では介護保険制度が始まった。日本ばかりでなく、病院から在宅へという脱病院化・脱施設化は北欧でのノーマライゼーションの考えから始まった世界的な現象である。21世紀の看護は、その活動の場を大きく変換し、地域医療の担い手として進出し始めている。在宅や介護施設で療養している方々へのケアにとって必要な視点は、「生活の個別性」や「その人らしさ」を大切にする。地域で看護職として働くためには、判断力や実践力において自律性が問われるため、人間として、また専門職として、これまで以上に確かな学習が必要になっている。

　日本において、地域包括ケアの主軸となる職種は、生活と医療を統合できる訪問看護師である。

訪問看護師たちは自らの頭と目と手を通して、あるべき看護の姿を見失うことなく具体的な形にしてほしいと望まれている。高齢社会を迎え、同時に人とのつながりが希薄になりつつある社会にあっては、高度にして温かな全人的ケアがこれまで以上に求められている。今こそ、生命を大事にした、しなやか医療を実現させなければならない。ナイチンゲールが看護に求めたものは、まさに現代において適応されるべきテーマだったのである。

ナイチンゲールは、看護を行う上で衛生面の管理から「換気」と「構造」の重要性を述べている。看護師に必要なものとして「観察」の重要性を挙げている。観察ができないと信頼できる看護師とは言えず、観察の目的として「人命と救い、健康と安楽を増進するために行うもの」を見失ってはいけないともいう。「観察」ができなければ、患者の表情や動作からいつもと違うという信号をキャッチできない。キャッチできなければ、「ご飯はどうでしたか」「お通じはでていますか」など、いつも同じ質問ばかりになり、お腹を直接見ない、触れないといったことが起こっている。

ナイチンゲールは「病気は回復過程である」といい、「看護がなすべきことは、新鮮な空気や陽光、暖かさや清潔さや静かさを適切に保ち、食事を適切に選び管理する——すなわち、患者にとって生命力の消耗が最小になるようにして、これらすべてを適切に行うことである」[1]と述べている。

今求められている看護とは、これまでの医師主導の疾患の診断と治療における看護だけでなく、介護なども含むケア全体を引っ張ってゆけるダイナミックな、生まれ変わった看護でなければならず、今まさにナイチンゲールが目指した看護が訪問看護師に期待されるのである。

3　在宅看護の実践からナイチンゲール看護思想を振り返る

わたしが訪問看護で実践した経験を「ナイチンゲール看護研究会・滋賀」に参加して振り返ることができた。わたしは看護学校を卒業し、大学病院での看護師経験のあと、保育所看護師になった。天職と思っていた保育所看護師は結婚を決めたことで、通勤できない距離となり退職せざるをえなかった。夫が自営業で不規則な勤務のため、結婚、出産を機に、再び看護の世界に入ることはないだろうとあきらめていた。しかし、育児や専業主婦を10年ほどした後、訪問看護師として復帰するきっかけがあった。訪問看護師は、妻であるわたし、母であるわたし、嫁であるわたしという経験が活かせる仕事であり、何よりも「看護」そのものに出会うことができた。

脳梗塞後遺症のA氏を訪問すると「あんなに飛ばしてきたら、危なくないの」とA氏の妻は、車で来るわたしを窓から見て待っていた。ケアは、排便コントロールのために、摘便後にシャワー浴介助を行う。妻はA氏のために化粧をし、要介護5で拘縮予防のためにリハビリを行い、車椅子移乗も必ず行っていた。移乗は腰も痛めるし、大変だろうとリフトの設置をアドバイスすると、「この人はものじゃないから」と怒られたことを思い出す。A氏が入院したので、訪問の合間にピンク衣（わたしが勤務していた訪問看護ステーションは当時、ピンクの上下のユニフォームであった）で、お見舞いに行くと、A氏は笑顔を見せてくれた。A氏は病院の看護師には笑顔を見せることはない

と妻は言う。

　ALSのB氏宅に訪問し、インターホンを鳴らすと返事がない。療養部屋に面した庭に回り、Bさんに声をかけて、廊下の窓から入った。B氏はベッド上寝たきりであり、排便コントロールのため浣腸、摘便を行うが、便がなかなかおりてこない。待ち時間に、綿棒で耳掃除を行っているとB氏から耳掃除をしてくれるのは、訪問看護師であるわたしだけだととても喜んでくれた。陰部・殿部の清拭はバケツに熱いお湯を入れてタオルを絞り、その後は窓を開けて換気も行っていた。

　このように、訪問看護の経験から「ナイチンゲール看護研究会・滋賀」に参加し、「看護覚え書」を読み解くなかで、個別性のある看護、寄り添う看護、家族から教えられる看護があり、訪問看護こそ、ナイチンゲール看護思想を活かすものであると実感できた。

4　看護の素晴らしさを伝える

　平成30年度聖泉大学地域連携交流センターが主催する公開講座として9月に「介護する人　される人を超えて」というシンポジウムを開催した。講師は、訪問看護師2名と介護者家族の会の会員2名である。講演の最後に参加者からの意見として、「家にいて、看護師さんがきてくれて介護を助けてくれることを初めて知りました」と発言された。介護保険法が施行されて18年が経過しているが訪問看護師の存在を知らない方もまだいるのだと知る機会となった。

　わたしは、「アフターうえのゼミ」という研究会にも参加している。「アフターうえのゼミ」とは、研究科で行われていたうえのゼミ（上野千鶴子のプロジェクト演習）に参加していたメンバーが継続して行っている自主的な研究会のことである。そこで、「ナイチンゲールの看護思想を実践に活かすための研究会の取り組みと課題」としてまとめたものを読んで議論した。メンバーのひとりが「看護師さんがこんな思いで仕事をしているのですね。知りませんでした」と言われた。わたしたちは悩みながら看護実践や看護教育をしているが、報告書や論文で示さない限り、全く理解してもらえない現状がある。

　このように、看護職の悩みや訪問看護師の存在を知らない人もまだまだ存在している。上野千鶴子（2018）は、「情報生産者になる」のなかで「情報があふれかえる時代、しかし、それを消費するだけではタダの情報グルメや情報ディレッタント。価値のある情報を生産し、発信する側にまわる方がずっとおもしろい」[2]と述べている。「ナイチンゲール看護研究会・滋賀」は、ナイチンゲールの看護思想を実践に活かすための研究として、病院や施設の看護師、地域で活躍する保健師、訪問看護師、現在、看護を学ぶ看護学生、院生、看護を教える教員が集まっている。ナイチンゲールの看護思想から現在の医療現場や状況に合わせて「看護とはなにか」「看護師とはなにか」を追求している。この議論の内容を伝えるためにも論文にまとめ、著書として公表することが、看護の素晴らしさを改めて世の中に伝えることができると考える。

文献
1) フローレンス・ナイチンゲール著：小林章夫他訳看護覚え書　うぶすな出版　東京　2015
2) 上野千鶴子：情報生産者になる　筑摩書房　東京　2018

5．大学院でナイチンゲール看護を学ぶ意義

髙島　留美

1　ナイチンゲール看護：基礎教育と卒業後の活用

　看護師は、看護基礎教育で、看護の原点としてナイチンゲール看護を学ぶ。その内容は、私の場合、著書「看護覚え書」を読み解き、看護の本質の理解を目指すものであった。私は、ナイチンゲールの言葉一つひとつに感心し、「看護の仕事は素晴らしい、こんな気遣いのできる看護婦になりたい。」と思った。しかし、卒業し臨床に出ると、ナイチンゲールの看護思想との違いに衝撃を受けた。新人時代は、日々業務をこなすことに追われ、多くの患者に対して命を守る最低限の対応しかできなかった。またあるとき、埃が気になり病室の掃除をし出したところ、「何をしているの、掃除は係りの人がいるでしょ」と先輩看護師に嗜められ、業務の範疇を超えない働き方を教えられた。とはいえ、看護師経験が長くなるにつれ、患者の入院環境を意識し、生命力を高めることを根底に看護をしたいと考えるようになった。ところが、どうしても重症患者や解決困難な事例にばかりに関心が向き、それを対処するためのhow-to本を参考にすることが多くなった。このように、私は、ナイチンゲール看護と触れ感動し夢をふくらませたにも関わらず、いつしか看護の本質を追い求めることができなくなってしまった。私にとって、ナイチンゲールの看護思想は、現実から離れた理想論となってしまった。同じような体験を持つ人はいるのではないだろうか。
　看護職者は、少子高齢化や医療の高度化を背景に、社会が看護職に寄せる期待も増大し、今まで以上に看護の質の向上が求められている。このような役割を果たすには、専門能力を発揮できるよう、自己の能力の維持・開発・向上に努め、自身を見失わない自律したキャリア形成が必要である。看護師のキャリア形成の選択肢の一つとして、大学院への進学がある。大学院の教育課程では、専門科目の研究を深める上で必要な基盤科目として、看護理論を学修する。その中で、自身の体験を元に、看護基礎教育で学んだナイチンゲール看護を、再び大学院で学ぶ意義を述べる。

2　ナイチンゲール看護を大学院で学ぶ意義
（1）看護実践経験・社会経験があるため理解しやすい
　基礎教育で学ぶ看護理論は、基礎看護学として入学間もない時期に教授されることが多い。そし

て、人間・環境・健康・看護と大きな世界観を考え理解することが求められる。しかし、看護学生たちの多くは、アイデンティティ確立の時期であり、自分自身のことに精一杯で、他者や環境のことを考えることは容易ではない。そして、臨床現場の知識が乏しく看護場面の想像がしにくいという特徴がある。それに比べ、看護学専攻の大学院生の多くは、看護職としての臨床経験を持ち、多くの患者や現象に出会い、看護実践を行っている。また、社会経験を積み、幅広い視野や視点で物事を考えることができる。これらの経験は、看護場面を想像することはたやすく、あらゆる方面から思考し、看護理論の理解へとつながる。また、看護職者としてさまざまな背景を持つ大学院生ではあるが、誰もが共通し学んだ看護理論はナイチンゲール看護だろう。看護の基本である事柄であるがゆえに、より議論が発展し看護理論の理解が深まっていく。

(2) 看護実践に活用・応用しやすい

「看護は実践の科学」と言われ、城ケ端は、「看護における実践と理論は表裏一体の関係にあり、どちらか一方が欠けても看護にはなりえない」[1]と述べている。理論は実践から生まれ、実践で理論を証明するのである。現在、看護学専攻の大学院生は、夜間開校などの支援により、現場で働きながら学ぶことが多い。それにより、日常的に理論を裏付ける事象を目の当たりにすることができ、看護実践を即座に活用・応用することができる。また、その現実に起こっている出来事を、時間の経過とともにとらえることで実証できる。大学院生が看護理論を学ぶことは、実践と理論が遭遇するこの上ない機会である。さらに、ナイチンゲールの「看護覚え書」には、身近で多彩な看護場面の記述が多くあり、活用や応用がしやすいといえる。

(3) 批判的思考で理解できる

高等教育による教育課程の特徴として、批判的思考力の向上があげられる。批判的思考とは、「物事や情報を無批判に受け入れるのではなく、多様な角度から検討し、論理的・客観的に理解すること」[2]である。大学院では、研究活動や論文作成過程において批判的思考力が養われる。看護理論を学ぶということは、ただ単に理論家が述べていることそのままを活用するものではない。ナイチンゲールの伝えたかった看護の本質をこの批判的思考によって理解し、実践・分析し、より質の高い看護へとつながるのである。

(4) 後輩育成・管理者としての活動に活用できる

大学院修了生は、その経歴や使命により教育機関や臨床において、教育者や管理者として、教育的立場におかれることが多い。ナイチンゲール看護を理解し、看護学生や看護師に語ることで、看護教育を説得力あるものにできる。また、看護管理業務では、さまざまな分野や業種と共存する上でも、ナイチンゲール看護を原点とし、ゆるぎないものとして、看護師としての信念を推し量ることができるのである。

(5) 看護のやりがいが再燃し、仕事に満足感が得られる

臨床では、多忙な状況下での勤務が多い。それでも看護師を続けている理由は、看護師としての

やりがいが大きな要因の一つであろう。看護師としてのやりがいは、「患者さんが回復する過程をみて、喜びを感じ」や「患者さんが楽になっていく」[3]ことを体験することである。しかし、これらのやりがいを阻害する要因がある。それは、看護に対しての葛藤である。たとえば、患者の入院当日から退院支援を行うことである。入院して間もない期間は、患者や家族が入院の事実に動揺している状況のため、看護師はその気持ちを汲み、寄り添いたいという思いがある。しかし、近年の医療事情や施設の経営状況も考慮し、退院支援を積極的に行っていかなければならない。また、施設にもよるが、空気の入れ替えをしようにも、安全上、ガラス窓を開けることができないこともある。空調設備を整えていることについて、ナイチンゲールは、「窓を開けたり閉めたりする自然換気こそ、病人の生命の源泉、すなわち新鮮な空気を手に入れる唯一の有効な手段である」[4]と述べている。いくら人工的な換気が施されていても、それは外気の新鮮さに勝ることはないということである。臨床にいると、これらの矛盾に対して、はじめは疑問を感じるが、組織運営のために仕方がない、そして、次第に慣れが生じ、当然のこととなっていく。この看護に対しての葛藤が積み重なることでやりがい感が損なわれていくこともある。このようなときに、大学院でナイチンゲール看護を学び直すことで、看護の原点を思い返し、相反する欲求や感情を冷静に考察することができ、より良い解決策を導くことに繋がるのである。

　以上、大学院でナイチンゲール看護を学ぶ意義を述べたが、ナイチンゲール看護は、幅広く奥深いものであり、大学院の授業だけでは理解しがたいものである。この「ナイチンゲール看護研究会・滋賀」への参加により、城ケ端初子先生の豊富な知識と体験を拝聴し、さまざまな背景の参加者との多面的な意見交換をすることでさらに興味・関心が高まり、自己学習により、ナイチンゲール看護についての理解が深まるものである。

文献

1) 城ケ端初子編：実践に生かす看護理論19　サイオ出版　p10　2014
2) デジタル大辞泉　https://kotobank.jp/word/（2018.10.18取得）
3) 撫養真紀子　勝山貴美子　尾﨑フサ子　青山ヒフミ：一般病院に勤務する看護師の職務満足を構成する概念　日本看護管理学会誌　Vol.15　No.1　p57-65　2011
4) フローレンス・ナイチンゲール著　薄井坦子訳：ナイチンゲール著作集　第二巻　現代社　p109

第2部

研究会例会における学び

研究会における学びの全体像

1. 研究会の開催年月日、参加者数と研修内容

　平成27年10月～平成30年5月までに開催された研究会例会は19回、看護講演会は3回であった。この研究会ではナイチンゲール著「看護覚え書」を素材にナイチンゲールの看護思想の学習と実践に活用することをめざした討論など実践した研修内容と参加人数は表1の通りである。「看護覚え書」は看護の何であるかを明白に指し示し、看護を学び始めた学生にとっても有用であろう。また、臨床でリーダーを務めているベテランナースにとっても、今一度、自分の看護実践が看護になり得ているのかを振りかえる時の重要な書になっている。いわゆる看護そのものがそこに具体的な例示も含めて表示されており、読む者に大きな力を与えてくれる。

　しかも、本研究会は大学の学生、大学院生、教員だけではなく、地域の臨床に働く看護職者、訪問看護ステーションに働く看護職者などさまざまな立場にある者が一堂に会して、自己の体験を含め看護とは何であるのかをそれぞれの立場から発言し、討論を重ねる形式で、特に研究会で理論的な学習だけで捉えるのではなく、実践につなげることをめざした。今この2年半の活動を振りかえり、ナイチンゲールの看護思想の見事さに感激しながら、さらに広く学習の機会を広げていきたいと考えている。

2.「病気は回復過程である」DVD視聴（第1回例会の活動内容）

　ナイチンゲールの看護思想の学びを始めるに当たって、参加者の共通理解を得るためにDVD「病気は回復過程である」（映画「看護覚え書」をつくる会、企画、制作）を視聴した。このDVDは、ナイチンゲール著「看護覚え書」を中心に看護思想をまとめたものであり、次の項目が取り上げられている。

- はしがき（Preface）：本書の目的
- 序章（Introductory）：ナイチンゲールの看護思想の基盤となる健康（病気）看護、人間、環境の概念
- 換気と保温（Ventilation and Warming）
- 小管理（Petty Management）
- 音（Noise）
- 変化（Variety）
- 食事（Taking Food）
- 身体の清潔（Personal Cleanliness）
- 病人の観察（Observation of the Sick）

第2部　研究会例会における学び

表1　研究会の開催年月・参加者数と研修内容

回数	開催年月日	参加者数	研修内容
1	平成27年10月	12名	DVD　Disease a reparative process 「病気は回復過程である」視聴
2	11月	12名	序章　病気とは、看護とは
3	12月	12名	序章　人間とは、環境とは
4	平成28年1月	11名	第1章　換気と保温　Ventilation and Warming
5	2月	12名	第3章　小管理　Petty Management
6	3月	14名	第4章　音　Noise
講演	5月	30名	ナイチンゲールを支えたもの
7	6月	11名	第5章　変化　Variety
8	8月	12名	第6章　食事　Taking Food
9	10月	9名	第7章　どんな食物を与えるか？　What Food 第8章　ベッドと寝具類　Bed and Bedding
10	11月	10名	第9章　日光　Light
11	平成29年1月	7名	第10章　部屋と壁の洗濯 　　　　Cleanliness of Rooms and Walls 第11章　身体の清潔　Personal Cleanliness
12	2月	10名	第12章　余計な励ましと忠告 　　　　Chattering Hopes and Advices
講演	6月	42名	ナイチンゲールの看護思想と病院
13	7月	10名	第13章　病人の観察（前半）　Observation of the Sick
14	8月	10名	第13章　病人の観察（後半）
15	9月	14名	終章　Conclusion
16	10月	9名	補章　Supplementary Chapter（前半） 　　　看護師とは何か？
17	11月	9名	補章　Supplementary Chapter（後半） 　　　回復期、ロンドンの子供たち
18	平成30年2月	12名	第2章　住居の衛生（前半）　Health of Houses
19	3月	11名	第2章　住居の衛生（後半）　Health of Houses
講演	平成30年5月	38名	ナイチンゲールの生き方 ――慈愛と物事を正しく見る目と強い心――

(1) 研修内容

　このDVDで「看護覚え書」から取りあげられている重要な言葉（文章）について次にあげた。これらはこれからの学習を重ねる上で大きな柱となる内容であると思われることから、少し長くなるが記述する。尚、文章表現はうぶすな書院の対訳「看護覚え書」による。

・はしがき：ここで「看護覚え書」はどのような目的で書かれたものであるのか。

　　すなわち看護師に看護を学ばせるための考え方の規範を示すものではなく、ましてや看護師に看護の仕方を教える手引書でもないと、明白に示している。

　　では一体誰のために書かれたものであるかといえば、人の健康に直接責任を持っている女性達

に、考えるヒントを与えるためにのみ書かれたものであると述べている。従って、ナイチンゲールは女性達に、いかに看護するかを教えるつもりはなく、彼女たち自身が学んでほしいと願って、あえていくつかのヒントを与えたいと思うのであると述べている。

・序章：病気とは何であるか、いかに認識するかを述べたいとしている。

　およそ病気というものは、その経過のここかしこで程度の差こそあれ、修復過程（reparative process）なのであり、必ずしも苦痛が伴うとは限らないのです。つまり何週間も、何ヶ月も、時には何年も前から気づかれずに起こっていた、毒され衰弱する過程（process of poisoning of decay）を改善しようとする自然の業であり、従って［神が定めた本来は治るものである］病気の終結は、それに先行して刻々と進行していた病気とその修復作用［にかかわる看護の過程］の中で決まってくるのです」[1]

　次にここでは重要な概念である「看護」についての私見を述べている。

　「看護という言葉を私は使っていますが、これはほかに良い言葉が見つからないからなのです。看護といえばこれまでは、薬を与えたり、湿布を施したりという程度の意味しか持ちませんでした。しかし看護とは、新鮮な空気や陽光、暖かさや清潔さや静かさを適正に保ち、食事を適切に選び管理する──すなわち、患者にとっての生命力の消耗を最少になるようにしてこれらすべてを適切に行うことである、という意味を持つべきなのです」[2]。

・第1章：換気と保温

　換気と保温は、看護における第一原則であり、看護師が最大の注意を払わなければならないことである。患者にとって何よりも必要不可欠な要素である。これが足りなければ、他の何事も無に帰してしまうものであると強調している。それはなぜ大切かといえば、患者が呼吸する空気を患者に寒い思いをさせることなく、外の空気と同じ清浄さを保つことであると述べている。すなわち、換気と保温を両立させるということである。確かに窓を開けて換気することはすばらしいが、外の冷たい空気も一緒に取り込み結果として屋内（室内）の温度が下ってしまい寒さを感じさせるようであってはならないということである。

・第2章：小管理

　すぐれた看護をしていても何か一つ損なわれたらだいなしになってしまうことがある。それは例えば、看護管理に責任を持っている人であっても、24時間は仕事に就くことはできない。また、仕事の中で、会議や他用で不在にすることがある。こうした不在の時もいつも居た時と同様に物事が運んでいくような管理ができるようでなければそれはいけないと述べている。

・第4章：音

　不必要な音や患者の心に何か予感を抱かせるような音は、すべて患者に害を与える音だと決定づけている。患者に悪影響を及ぼす音は、決して大きさや持続する音だけではない。ナイチンゲールは適切な例示をしている。すなわち家の近くの建築現場でたてる大きな物音は平気でも、部屋

のドアの向こう側で聞こえる囁き声は耐えられないものであるとの指摘である。また、寝入りばなに物音で起こすということも看護職は避けなくてはならない　良い看護の必要条件であるという。寝入りばなに起こされると殆んどの患者はもう眠れなくなり、それまで睡眠によって忘れられていた痛みが大きく感じ苦痛な時間になってしまうからである。

- 第5章：変化

　　入院生活に変化をもたらすことは重要である。切り花や鉢植えなどを病室に置くのを嫌う看護師がいる。しかし、これは患者にとって生活に変化を来たし回復に影響を与えるものである。むしろ病室に植物は二酸化炭素を吸収し酸素を放出してくれるから好ましいものである。

- 第6章：食事

　　食事は患者にとって重要な意味がある。一度に多量の食物や飲み物を与えようとすればそれを見ただけで食欲がなくなってしまう。そんな場合は、少量ずつ患者が食べられると思う程度のものを与えることである。

- 第7章：身体の清潔

　　身体の清潔を与える場合、汗は身体を洗うか衣服の交換をしない限り皮膚に付着したままになる。このように汗をそのままにしたり衣服の交換をしない場合に健康への自然の過程を不当に妨げることになり、それはまるで患者の口に効きめの遅い毒素を注いでいるに等しいと述べている。そこで清潔にするとはどういうことであるのか？単に水だけで洗う場合、石鹸と湯（あるいは水）で洗う場合、非常に大きな差がある。水だけで洗ってもほとんど汗は落ちず、石鹸と水を用いれば少しは汚れもとれ、石鹸と湯を用いれば非常によく汚れを取ることができる。

　　また、コップ一杯の熱湯に手を1・2分かざせば、これだけで皮膚の汚れを取ることができる。以上からナイチンゲールは水だけでは皮膚の汚れは完全には取れないことを断言している。

- 第13章：病人の観察

　　病人の観察は看護師にとって重要であるが、最も大切なことは観察の目的である。一体何のために何をどのように観察するのかをしっかり持たなければならない。

文献
1）フローレンス・ナイチンゲール　小林章夫他訳：看護覚え書　うぶすな書院　p3　2015
2）同上　p5

（2）研究会における討論・学び・気づき
- 環境を整えることが患者の生命力の消耗を最少に抑え、修復過程を促進していることになると学んだ。
- 人間は身体、精神、社会の異なる側面を併せ持つ存在であり、人を全人的に見ることや、心身の

つながりを考えるなど代替医療の病棟に働いていた体験を照らし合わせ、ナイチンゲールの考え方がしっくりと腑に落ちた。
- 病気とは「修復過程である」という捉え方がしっくりこない。ガンの末期の状態であっても、修復過程であるという考え方を臨床の患者とあわせてもう少し学んでみたい。
- 「看護覚え書」は、看護師や看護を学ぶ人達のためのものではなく、他人の健康に責任を感じている女性のための"考えるヒント"を与えるために書いたものであるというナイチンゲールの考えをもとにして各章を学んでみたいと思った。
- 管理ということ－管理者の自分がそこにいなくても居る時と同じように行われることが大切であるという考えに、看護師長として納得できた。
- 病院における「音」、患者に不必要な音や何か予感を抱かせるような音は、患者に害を与える音である。従って音の大きさではなく、ひそひそ声も騒音となる。もう一度検討してみたい。
- 患者の入院生活に変化をもたせることは患者の回復のために有意義なことである。
- 患者にとっての食事は患者の今の状態にあわせた量と質を考えて与えることである。
- 皮膚の清潔は、ただ湯や水ではほとんど汚れが取れないということ、石けんと湯を用いることで効果を上げることができる。今、臨床で患者におしぼりを渡していることを再検討する必要がある。
- 病人の正しい観察は極めて重要である。「看護は観察から始まる」と言われているゆえんであると思う。看護師はまず観察力を身につけることであると思う。

（3）研究会における学び・感想

「ナイチンゲール看護研究会・滋賀」に参加して

中島　真由美

　看護教員として働いてしばらく経つ。臨床から教育に来た当初は、基礎看護学領域にいた。助手として学生とともに基礎看護学の授業を聞き、自分が学生の頃に受けた授業を思い出すような日々だった。学生の頃は、ナイチンゲールは表現が回りくどく、わかりにくいという印象しかなかった。「看護は観察に始まり観察に終わるとナイチンゲールも言っていたよ」、などと学生に言いながらも、ナイチンゲール看護論の全体像はよくわかっていなかった。基礎看護学の授業を聞く中で、看護師自らも環境の一部であり、環境を整えることが患者の生命力の消耗を抑え修復過程をととのえるということなど、ナイチンゲールの考え方が看護の基礎にあるということを学んだ。そのころ働いていた大学は、補完代替医療について学べることを特徴としており、人を全人的にみること、心身のつながりなどを考える、ことと共に、ナイチンゲールの看護論はしっくりと腑に落ちた。

第2部　研究会例会における学び

　聖泉大学では成人看護学領域に所属し、今年に入ってから講義を担当させてもらえるようになった。授業資料を作る中で、これで良いのかと考えることが増えた。医療技術が日々進歩する中、学生のうちに身に着けておくべきことはどのようなことなのか、学生に伝えるべきことはどのようなことなのだろうと考えていた。ちょうどそのようなときに、この「ナイチンゲール看護研究会・滋賀」の発足の案内を頂き、もういちどナイチンゲールから学びなおす機会を頂いたと思い、研究会へ参加させていただいた。

　第1回の研究会では、「ナイチンゲールの生涯」DVDを視聴させていただいた。6月に行なわれた、聖泉大学30周年記念講演会での城ケ端先生のお話でも、時代背景が述べられており、DVDでもナイチンゲールが生きた時代のイギリス、ロンドンの衛生環境などについて説明されていた。また、人間は自然治癒力が備わっている存在であることや、環境と相互に影響しあう存在であることなど、ナイチンゲールの思想をみる時に重要なことがDVDでも繰り返し述べられていたように思う。

　DVDの中で印象に残っている場面がある。食事に関して、辰巳良子先生が出演されるシーンである。辰巳良子先生は、「食べるということは、呼吸するということと同じく生命のしくみに関わっている」ということを言われていた。その際に福岡先生、そしてルドルフ・シェーンハイマーという人名が述べられていた。この二人の科学者の名前がナイチンゲールのDVDの中で出てきたとき、驚いた。私は今回の研究会の少し前に、生物学者の福岡伸一先生の本を読んでいた。その本の中で、生物学者ルドルフ・シェーンハイマーの研究成果が紹介されていた。「私たちはなぜ食べ続けなければならないのでしょうか」から始まる文章は、次のように続く。

　「ルドルフ・シェーンハイマーは、同位体元素を使って食物が体内に摂取された後どうなるかを調べました。わかったのは、私たちの体をつくる分子が食物の分子とそっくり入れ替わっているという事実です。それも急速に、そして絶え間なく。その分子の流れこそが生きていることであり、その流れを止めないために、私たちは食べ続けなければならないのです」「ですから、昨日の私と今日の私は同じではありません。一年前と今の自分は物質的にはまったくの別人です。これは言い換えれば、環境が絶えず私たちの体を通り抜けているということであり、それこそが生命を支える動的平衡だということです」（福岡伸一：福岡ハカセの本棚、メディアファクトリー、198-199）

　環境が耐えず体を通り抜けているという表現は、ナイチンゲールの人間は環境と相互に影響しあう存在であるという考え方に通じるものがあるように思う。また、「食べることは生きること」であると、以前何かの本で読み、そのあと、尊敬する先生にも同じ言葉を頂いた。臨床で食欲不振のある患者さんに出会うと、この言葉を思い出すようになった。食べることに対する支援は患者さんの生きるエネルギーに対する支援であるような感覚がある。今回の研究会でDVDを視聴する間に、これらのことが自分の中で関連付けられて行くような感覚があった。

　「看護覚え書」の中で食事については、食事内容、食事方法、食事時間の工夫の大切さについて

事細かに述べられている。「患者の呼吸する空気に気を配ることに次いで重要な看護師の任務は何といっても、食事が患者に与えている影響を注意深く観察して医師に報告することだ、と言いたいのです」とも。医師に報告するだけでなく、看護師にできることはいろいろあるのではないかとも思う。しかし、人をどう見るか、看護とは何かを考えるとき、ナイチンゲールの「看護覚え書」を読み直してみることは、やはりとても意味のあることなのではないかと感じた研究会だった。

3．序章　病気とは、看護とは（第2回例会の活動内容）
ナイチンゲールの看護思想

　近代看護の基礎を築いたフローレンス・ナイチンゲール（Florence Nightingale, 1820-1910）は約150年前のイギリスで活躍した人である。19世紀の当時のイギリスはヴィクトリア時代でもっとも繁栄した華やかな時代であった。しかし、他方では経済的には発展していたものの、労働者の衛生状態は劣悪なもので、人々の健康に大きな影響を与えた時代でもあった。その時代に活躍したナイチンゲールに関しては、子供のころから伝記などでよく知られている。

　心やさしい少女時代、看護師を志してのさまざまな葛藤、クリミヤ戦争の活躍から「ランプを持てる婦人」や「白衣の天使」と称された時代、そして戦後の「ナイチンゲール看護師訓練学校」の創設や「看護覚え書」などの多くの執筆活動等を思い描かれると思うが、ナイチンゲールの実像は、知られていないことも多くある。特にナイチンゲールの看護思想で「看護とは何か？」「病院とは何か？」「患者とは」「看護師とは」と本質的なところに迫っていく考えの中に150年経た今日において学び得る多くのものが含まれている。

ナイチンゲールの看護思想の理解のために
①19世紀のイギリスの状況（時代背景）

　まず、ナイチンゲールの活躍した時代背景を見たい
＊ナイチンゲールの生きた時代

　19世紀に入り宗教界では、マルチン・ルターの宗教改革によってプロテスタントはヨーロッパ全土に広がっていった。そして、教会の組織の一部として創設されていた病院は、国や都市の運営になり、とくに精神的看護はおろそかにされ、看護の暗黒時代になっていったのである。

　社会的には資本家と労働者の新しい関係が生まれ、さまざまな問題が起こるようになっていった。特に労働者の衛生状況は劣悪で、健康や寿命に大きな影響を与えるようになった。しかし、他方では、生理学、病理学、細菌学等医学の発展はめざましく、化学、音楽、文学なども華開いた時代でもあったのである。

　また、黒海の利権をめぐり、クリミア戦争（1853年）が勃発した。こうした時代であったのである。

*当時のイギリスの労働者と衛生問題

　その当時のイギリスは、工業の発展で工場に機械が導入され、大量生産ができるようになり、都市に人々が集中した。また、イギリス社会は上流階級（貴族や地主層）、新しく登場した中産階級（工場経営者や金融業者）、下級階級（労働者）に区分され、貧富の差が大きくなっていった。特に人口の都市集中は、公害や劣悪な衛生状態を招き、スラム街が形成され、不衛生きわまりない状態になっていったのである。当時の状況を表している書籍の一部を紹介したい。

　「世界最強の海軍と採掘の最も容易な炭鉱とを要しているがゆえに、自由主義的でしかも繁栄への道をたどっていたそのブルジョアジーが、新しい発明をすぐにも利用しようと身構えていたがゆえに、他の国よりも早いテンポで富んでいった。しかし、その反面、大都市の労働者街における死亡率は依然として恐るべき高率を示し、ロンドンではイースト・エンド（下層民の多く住む市の東部）の死亡率は、ウエスト・エンド（高級の店舗や上流人士の邸宅のある市の西部）の2倍に達し、バースでは上流人士の平均寿命は55歳であるのに労働者のそれは25歳に過ぎない」[1]

　「これらの街路は多くの場合非常に狭くて、一方の家の窓から向かいの家の窓へ移ることができるほどである。そのうえ、家々は何階にもなって高くそびえているので、日光が家と家との間にある中庭や路地に差し込むことはほとんど不可能なくらいである。都市のこの地域には家々に附属したその他の下水も厠もない。だから少なくとも5万人の人々の汚物や屑物、糞尿がみんな毎晩街路のわきのどぶに投げ捨てられることになる。そこでどんなに街路を清掃しても乾いた汚物のかたまりが残り、悪臭が発生し、そのために目や鼻が迷惑するばかりでなく、住民の健康状態もまた極度におびやかされる。——その部屋の通風はきわめて悪い反面、窓が壊れて、がたぴししているがために寒いし——ときには湿気が多い。また一部の部屋は地下にある。——水を汲むのは共同のポンプによる他はないが、その水を家に運ぶに要する苦労が大変なので、それがおのずから、ありとあらゆる不潔な行為を助長しているのである」[2]

・都市の下水処理問題
・飲料水の問題
・劣悪な住環境の問題
・貧しい食事の問題
・伝染病の問題
・その他

②ナイチンゲールの活動

*ナイチンゲールの臨床現場での活動

　ナイチンゲールのイメージは、白衣の姿が強いように思われるが、実際に臨床に着いたのは約3

年であった。1853年ロンドンの「淑女病院」の看護監督（今の看護部長）に就任したこと、1854〜1856年、クリミア戦争に看護団を率いて従軍し看護した2年間であった。看護管理者として改革に努めた。

＊クリミア戦争とナイチンゲール

クリミア戦争はオスマン帝国（現トルコ共和国）のヨーロッパ東方地域の領土と公益権をめぐる分割と覇権のための武力衝突であった。オスマン帝国とイギリス・フランスの連合軍とロシアの間の戦いで、開戦2年後からイギリス軍が参戦した。

ナイチンゲールは、傷病兵の看護を行うと同時に、病院の管理や野戦病院の医療全体の衛生状態の改革まで行い、半年後、イギリス軍の死亡率を42.7%から2.2%にまでさげることに成功したといわれている。

＊ナイチンゲールと看護学校

クリミアから帰還した後、ナイチンゲールは、看護師を訓練できる師長を育てるために、セント・トーマス病院に「ナイチンゲール看護師訓練学校」を創設した。

＊ナイチンゲールの執筆活動

クリミア戦争で体調を崩したナイチンゲールは、その後執筆活動に打ち込んだ。150に及ぶ書籍と1万2000通の手紙を残している。

- ・病院覚え書　Notes on Hospitals（1858年）
- ・看護覚え書　Notes on Nursing（1859年）
- ・その他の著作・手紙。その他多数

＊先駆的な才能と活動

すぐれた看護管理者としてのナイチンゲール

- ・「淑女病院」での看護監督としての体験

  「病院の要は師長である」

  「看護監督は病院における最もすぐれたナースである」

- ・看護改革の1つは、看護師組織の独立であった。

病院建築家としてのナイチンゲール

- ・「病院覚え書」に建築についての考えを示す。

  「病院は、患者に害を与えてはならない」

  ナイチンゲール病棟

統計学者としてのナイチンゲール

- ・子供の頃から数学や統計に関心を持っていた。
- ・統計の権威者ケトレーに師事、死亡率、疾病率、人口統計など用いる。
- ・図表を用いて事実の意味を知らせるために数値と、統計を示し、多くの人々の理解を得た。

・「情熱の統計家」と呼ばれていた。
看護理論家としてのナイチンゲール
・「環境」に焦点をあてた看護論(環境論)

③ナイチンゲールの看護思想～「看護覚え書」を中心にして～

　ナイチンゲールには多くの著作があるが、代表的な著作である「看護覚え書」を中心にして、その看護思想について学習したいと思う。

　「看護覚え書」は1859年に出版されたもので「序章」と13章からなる具体的な方法、専門職としての看護の在り方を解く「終章」、看護の仕事や看護師の役割をとく「補章」「赤ちゃんの世話」から成り立っている。「序章」ではナイチンゲールの看護論の基本ともいうべき「人間」「環境」「健康」「看護」が定義づけられて明確に述べられている。このように「序章」で看護とは何か？その目的を指示し（目的論）、どのような人を対象にするのか（対象論）、健康や病気をどうとらえるのか、健康に影響する環境とは、どのようなものであるのかを明らかにしている。さらに、その考えを具体的にどのように行うのか、13項目にわたって述べている（方法論）。このように看護の目的、対象を明らかにし、方法までつなげているナイチンゲールの看護論は、看護の本質に触れたものであり、時代を経ても色あせない新鮮な理論として活用していけるものをもっている。

　以上のことを念頭におきながら「看護覚え書」の序章から研修および研修からの討論・学び・気づき等をあげていく。

文献

1) アンドレ・モロワ　水野成夫他訳：英国史　新潮　p66　1958
2) フリードリッヒ・エンゲルス　武田隆夫訳：イギリスにおける労働者階級の状態、新潮社　p59　1960

(1) 研修内容

　ナイチンゲール著「看護覚え書」の序章を用いて、看護思想の中心概念である病気（Disease）と看護（Nursing）についての学習とディスカッションを行った。

①病気とは何か？

　ナイチンゲールは、健康の概念ではなく、まず病気とは何かについて述べている。「病気について、一般原理を以下のように認識することから始めましょうか」という風にズバリ病気とは何かという結論をあげている。「およそ病気というものは、その経過のどこかしこで程度の差こそあれ修復の作用過程なのであり、必ずしも苦痛が伴うとは限らないのです」[1]。ここで重要な概念である「病気」という言葉が出てきた、病気は日本語では一つの言葉であるが、英語ではいくつかの意味がある。

　まず、「disease」。これは医師や医学の定義をする病気であって、疾病や疾患の意味あいで使われている。つまり生物学的・生理学的・心理学的な機序によって定義される医学的実態を表してい

る。このようにdiseaseは医師側の客観的データより医学側から語られる主観と客観の二分法から述べられる言葉であるということである。次に「illness」。これは患者側からみた病気という意味で、いわゆる患者が語る病気。3つ目は「sickness」。これは日本語で「病い」と訳されている。

　この三者は知覚としての「病気」、認識されたイメージとしての「疾病」。そして生きられた「病い」という三層構造になっているという説がある。"患者は病気（illness）を苦しみ、医師は疾病（disease）を扱い"、「疾病は病理的概念、病気は文化的概念である（フォスター＆アンダーソン1978）」などともいわれている。

　本研究会で和英対訳の「看護覚え書」を資料に用いているのは、このような言葉の意味を知ってほしい意図もある。ナイチンゲールがまず用いている病気とは何かについて「病気」は「disease」で「すべての病気（all disease）は」と切り出している。ナイチンゲールは、病気はその経過のどこをとっても、程度の差はあるものの修復の作用過程であると述べているが、これは重要な指摘である。病気を過程（プロセス）で捉えているからである。一般的に病気といえば、乱れた生活が続いた結果として表われたものと捉えることが多い。例えば不規則な生活習慣を続けていて、自分では気づかずに3年、5年、10年と経過した時、高血圧や糖尿病などのいわゆる生活習慣病が表われるという捉え方である（結果の発想）。しかし、ナイチンゲールは過程（プロセス）の発想をしている。しかも、その過程は自然に治ろうとする力（自然治癒力）が働いているという訳である。看護職が病気を過程（プロセス）として捉えるか、結果として捉えるかは、重要である。もし、病気を結果として現われたものと捉えれば、現われたことに対して看護することになるが、過程（プロセス）として捉えれば、そのプロセスの一瞬、一瞬に働きかけ、病気を予防したり、発病をおさえることが可能になる。また、仮に病気になったとしても自然治癒力をできるだけ引き出していけるよう働きかけることで病状を軽くすることも可能になる。

②修復過程とは何か？

　病気は、本人が気づかない長い時間が経過する間に、毒され衰弱する過程を改善しようとする自然の業であると述べている。修復過程は、身体内部に起こっている異変、つまり、poisoning（異変）とdecay（衰え）に対して、自然治癒力が働いて、いい状態に戻ろうとする自然の現われである。身体の内部に起こっている異変（poisoning）や衰え（decay）に対して、人間が本来持っている自然治癒力が働いて、もとのバランスのとれた状態に戻ろうとする自然の働きが作用する。

　ポイゾニングとは、人間にとっての毒のことで、生命体である人間にとって外部から体内に取り入れられるマイナス因子を指す。例えば、汚染された空気、添加物の多い食品などである。

　デイケイは、身体の細胞レベルで捉えた衰えを指す。

　老化現象のように人間に本来備わっているものと細胞の再生に必要な栄養不足など。このようなポイゾニングとデイケイは密接につながっている。

　ナイチンゲールは「神が定めた本来は治るものである病気の修復は、それに先行していた病気と

その修復過程にかかわる看護過程のみで決まってくるのです」[2]と述べている。

　従って、本来治るものである病気は、刻々と進んでいた病気と修復過程とそれにかかわる看護との関係の中で決定づけられるということである。つまり、悪い生活習慣を続けている間に、本人が気づかないうちに病気は進行しており、その力と本来備わっている、治ろうとする力（自然治癒力）との力関係で両者のバランスがとれているか、自然治癒力が強ければ病気にならない訳である。

　さて、ナイチンゲールは「病気は修復過程である」を一般定理とすると、必ず反論がでると述べている。例えばこうである。「地球上のどんな気候の土地でも人間の努力をもってすれば住めるようになるのだ」という原理を立てればさまざまな反論がおきてくる。すでに反論として「それならモンブランの山頂は、人が住めるようになるのですか？」。これに対してナイチンゲールは「人間が健康的に住めるようになるためには、長い年月を有するので、その論議はモンブランの麓についてからにしたいと述べているのである。

　以上、decay現象は、poisoningのレベルと密接なつながりがあり、その生体の周囲に毒するものが多く存在すればする程、そして生体がそれらを取りこむ率が高くなる程、結果としてデイケイ現象は早く確実に進行するのである。

　ここでモンブランの山頂のことが出てきたのでひと言つけ加えておきたい。

　モンブラン（Mont Blanc）はイタリアとフランスの国境にあるアルプス山脈の最高峰で、標高4,810mの山である。その山頂はすぐに人が住めるところではない。私もかつてナイチンゲールの足跡を訪ねる旅で、モンブランの頂上が見えるエギーユ・デュ・ミディにロープウエイで登ったことがある。山頂駅にはまずロープウエイで標高3,777mの展望台まで一気に登り、さらにエレベーターで3,842m地点に登ったところで降り立った。ところが一行は寒さと呼吸困難で座り込んでしまったのである。頻脈になり頭痛がして、いわゆる高山病の症状を呈し、きびしい思いをした。その山頂から雪に被われたモンブランの雄姿を眺めた。とても4,800m級のモンブランの頂上に住めるとは思えなかった。この体験からナイチンゲールの言いたいことが実感できた。

　モンブランの頂上に住めるか否かのこの議論に対するナイチンゲールの答えは、いきなり山頂ではなく人が住める努力をしてモンブランの山の麓にたどり着くことが第一で、そのために多くの時間がかかるので、山頂に住めるかどうかを議論するは、麓についてからにすべきだというわけである。つまり、結果の発想ではなく、過程（プロセス）の発想が重要であることを示しているのである。以上の「病気とは何か？」という本質的な問いで、はっきりとナイチンゲールの病気の捉え方があげられていることが分かった。

③**看護とは何か？**

　「看護という言葉を私は使っていますが、これは他に良い言葉が見つからないからなのです。看護といえばこれまでは、薬を与えたり、湿布を施したりという程度の意味しか持てませんでした。しかし看護とは、新鮮な空気や陽光、暖かさや清潔さや静かさを適正に保ち、食事を適切に選び管

理する――すなわち、患者にとっての生命力の消耗を最少になるようにしてこれらすべてを適切に行うことである」[3]

　看護の働きを、ナイチンゲールは生命力の消耗を最小にするような働きであると説明している。しかし、その生命現象の維持に直接関連する、生活のあり方を注視することによって、生命力の働きを助けようと考えている。その人の日常生活上のありようがその時々のその人の生命力のあり方と幅を決定していくので、その生活のありようを生命力の消耗を最小にするようにととのえることで、その生命力に力を貸すことが看護であると明言した。また、看護固有の働きがなければ、決して体内における自然の修復過程は順調に進まないのであるとも述べている。

　ナイチンゲールは、看護とは自然の修復過程が順調に進むように病人の生活のあり方（生活過程）を最良の状態に置き自然が修復過程を助けることなのだと述べている。

　看護が病人の生命力に力を貸す時には、いつでも病人の生命力の消耗を最小にするように働きかけることが必要であり、そうすれば結果として、その時々の病人は最良の状態に置かれたことになるのである。

○生命体の内部で行われている生命現象（例、修復過程）は、必ず外部環境との相互作用によって維持されていることを指摘している。

○その時々の生命現象の質（生命力の姿）は、必ずその生命体を取り巻く環境のあり方（生活過程の質）に左右されながら、一定の方向を目指しているものであるとの指摘である。

　看護がなすべきことは、自然の修復過程が順調に進むように、最も良い状態に患者をおくことである。

　看護は、自然の修復過程が順調に進むように、あるいは自然の修復過程を妨害しないように、その働きを助けることが役割である。しかも、援助内容は、単に薬を飲ませたり、医療処置をしたりという医療介助にあるのではなく、その人の生活のあり方を見つめて、人的な環境をも含む機会が、最良の状態にあるように整えることが、看護であることを示唆している。

　　　看護とは、生命力の消耗を最小にするように修復過程をととのえることである

　これらの考え方を、具体的な方法として展開する場合、次をあげて言及している。
①換気と保温　　②住居の衛生　　③小管理　　④音　　⑤変化　　⑥食事
⑦どんな食物を与えるか　　⑧ベッドと寝具類　　⑨日光　　⑩部屋と壁の清潔
⑪身体の清潔　　⑫余計な励ましと忠告　　⑬病人の観察

文献
1）フローレンス・ナイチンゲール　小林章夫他訳：看護覚え書　うぶすな書院　p3　2015
2）同上　p3
3）同上　p5

（2）研究会における討論・学び・気づき
①「病気は修復過程である」について

　ナイチンゲールは「病気とは修復過程である」と述べているが、このことについて討論した。

- 臨床での事例を示し、病気を「結果」で捉えて失敗した経験を話したうえで、「病気は修復過程である」という言葉に、なるほどと胸にストンと落ちた気がした。
- 「病気」につきものと思われていた疼痛の原因が病気にあるとは限らないと知り、それは看護のせいだと言うナイチンゲールの言葉も胸が痛むほど感じた。
- 自然治癒力とは、生命力に基づくものであり、生命現象と捉えることができるのではないか。ナイチンゲールは、治すというよりは、いかに生命力を輝かせて自然治癒力を発揮させるかと考えているのではないかと思う。自然治癒力を発揮させるということは、24時間、365日、その人が生まれてから死ぬ迄の一生において、環境との相互作用の連続性の中で生命力を輝かせるような生活や環境調整を図っていくことが、自然治癒力を高めることになり、それが修復過程に繋がっていくと言っているのだと思う。この自然治癒力を高めていくような修復過程－すなわち生命力が輝くように関わっていくのが私達の仕事であるという観点に立てばナイチンゲールの言っていることが納得できる。
- 私は、外来で乳癌の患者を終末期までかかわれることが魅力で仕事をしている。でも考えさせられることも多く、そんな時に、ナイチンゲールの看護講演で「病気とは修復過程である」ことを聞いてハッとした。私は、病気は結果だと思っていたのだと思った。ある患者でサプリメントを使ってうまくいっていた人でも、抗癌剤の副作用があって、次の治療をどうするか家族とも相談して、出来るだけ何とかしてあげたいと思って取り組んでいる。また、看護師として、皮膚科の医師と相談しながら、乳癌の治療のこともかかわってきたが、何かしっくりとこないこともあった。この患者の何かを見落としていることはないかと思い振りかえると、自分でそのプロセスにかかわれていないと思われることもあってつらかった。この人はこんな患者だとカテゴリーを作ってしまっていたのではないかと思い、そんな折に「病気は修復過程である」ということを学んで、患者とも修復過程と思ってかかわりあうようになった。少ない放射線で一度は見放すようなこともあったものの、放射線も相談しながら、サプリメントを使い、患者も元気になり、活動も広がって行った。修復過程を看護師としてかかわることに喜びを感じている。修復過程というプロセスにかかわれて本当に良かったと思っている。
- 臨床の方々の実際の活動の話を聞いて、すごいなと思った。このような勉強会で聞けてとてもうれしい。私は「生命力の消耗を最少にするように修復過程をととのえる」ということはどんな人でも生命力を狭めているものは何か？を発見して取り除くということ、生命力の幅を広げるために環境とかいろいろある。身体的・精神的・社会的というあたり、いろんな面よりアプローチできるわけで、私は今、セルフケア、癒しに関心を持って勉強しているところなので、そこで生か

していきたい。
- 仕事を始めて1年半たったころ、私が仕事をしている病棟は、糖尿病の教育入院とか、家族指導をしている所である。患者の話を聞いていると、病気にいつ、どうしてなったのかは分からないけど、今はよく分かったので、これから気をつけると言って帰っていった方がある。そんな患者に指導していくことがその人の自然治癒力を高めていくことにかかわることかなと思っている。人間には自然治癒力があって、その人の考えが変わっていくことに自分がかかわることがうれしいと思っている。糖尿病になって入院してくる人も、そこまで自然治癒力が働いていたのに、病気になってしまう人達、しかし、自然治癒力に働きかけて少しでも回復にむけてかかわる看護師の働きがうれしいと思っている。

② 「環境をととのえること」の患者に与える影響について

- 進行性胃がんの40歳代の女性、術後半年で重症の腹水貯留で緊急入院、症状が悪化、そんな折、夫から「外の空気を吸わせてほしい」との訴えがあった。あの部屋にいたら息がつまると思うので。毎日見舞う夫には、病気につきものの状態ではない苦痛があると感じ、援助したいという思いがあったものと思われた。
- ホスピス病棟で仕事をしているが、褥瘡が少ないということである。環境や栄養状態皮膚の状態が悪い中、褥瘡が少なく若い患者でも大きな褥瘡を作ってくる人がある。病院で褥瘡を作ることはないが、逆に栄養状態は良くないのに、褥瘡を作ってきた人が回復していくことがある。私達がしていることの1つは寝具。その人にあわせてマットをどうするか、衣服はどうするか等考えて援助して、結果として、大きく改善でき、大きな意味があったと思う。回復は見込めなくても関心を持って働きかけていくことだと思っている。
- 私は、病棟から外来へ移ったのだが、病棟にいた時は環境をととのえることが大切であると思って働いてきた。患者の状態が悪化すると、ベッド上から動けないとか食事もとれない等、患者が衰弱していくと苦痛が多くなり、その人に何をしてあげるか考え、その人らしく生きられるかと思って働きかけていった。

  例えば、何か口から食べられるものをと思って好きなものを家族に頼んだり、食べやすいものを栄養課と相談して、患者のところに行って相談し、食べられるものを考えたりして、ナイチンゲールが言っているように環境を調整することにつとめた。本人のニーズを探しながらかかわるようにしている。

- 私は妊娠、分娩、育児で看護に携わっている。妊婦で出産、育児という病気ではない人を対象にしている。その人が新しい生命を生み出し、育てる場面に支援する役割を持っている。いろんな角度から学ばせていただいている。
- 「看護」と「業務」ということがあるが、看護では修復過程ということばがスーッと入っていく。しかし、現場では「業務」が多く、どうなっているのかと思う時がある。今日は現場の方の話が

聞けて本当に良かったと思う。これから実習の場の方々とも話合っていきたい。
・研究会の参加者の意見を聞いて関心をもってかかわることの大切さを知った。いつも学生に看護は「観察に始まり観察で終わる」と話しているが、どこまで見られているのか、見直してみたいと思う。

（3）研究会における学び・感想

「ナイチンゲール看護研究会・滋賀」11月例会の参加を振り返る

永山　夕水

　「ナイチンゲール看護研究会・滋賀」は今回で2回目の開催になりますが、私は初めて参加させて頂きました。「看護覚え書」と言えば、表題を読んだか読まなかったか曖昧な知識であり、とても古い書物という印象を持ち興味が持てませんでした。看護には知識や実践、指導していくことが重要と考え、最新の情報を知り知識を増やすこと、専門分野については伝えていかなければいけないという使命感のような考えを持っていました。しかし、臨床の中で患者さんと接していると何か分からない違和感や、「患者さん、家族はどのような思いを持たれているのか」と考えさせる機会があります。今回参加させて頂き、違和感や患者さん、家族の思いを知るヒントが多くあったように感じました。

　今回は「序章」を詳しく丁寧に教えて頂きました。まず、病気（Disease）についての認識について自身では曖昧でした。「病気は修復過程である」という言葉で「なるほど」と胸にストンと落ちた感じがいたしました。臨床で使われる「病気」は生活状態が悪いことによって、結果「病気」になると考えがちでした。しかし「病気」は、患者さんの生活全体、生きていく過程に起こる事であり、たえず自然治癒力が働きます。看護師は患者の傍らにいる事ができ、援護者であり「病気」の修復過程を支え、生命の消耗を最小限にし、持てる力を引き出す事が重要であると感じました。

　その事例として、50歳代の女性、他院で乳がんと診断され手術を勧められたが、夫を介した知人の紹介でサプリメントを内服されていました。腫瘍増大し乳房自壊にて当院で抗がん剤治療を行いました。しばらくすると治療効果なく自壊創が憎悪、浸出液多量で胸部に小児おむつを当て日常生活を送られていました。

　ADLは自立で、自身で創部のガーゼ交換を行い、本人・夫はこれ以上の抗がん剤治療は望まないが、自壊創を何とかしたいという思いを持たれていました。その思いを、主治医ではなく皮膚科医に何度も相談に行かれ、皮膚科医からも私へ、緩和対象だからきてもらってもね……という連絡がありました。

　「がん治療しなければ自壊創は治らない」という私の思いと、患者さんの修復過程という考えに

大きな差異がありました。差異を違和感と感じ、がん関連の他の認定看護師に相談をかけました。すると私の看護に問題があると指摘されました。看護の問題もわからないまま、一番気がかりな自壊創の処置を通院で行いながら関わりました。「治らない」という結果にしか視点が向かない中、何か視点が違うと関心を持ち続け、負担の少ない放射線治療を提案し主治医と相談しました。結果、治癒はしないが浸出液が減少し「生活がしやすくなった」と今も通院されています。

　まさに、修復過程を「結果」でしか見られなかったと痛感させられた経験でした。臨床が長くなり「結果」の発想が身についているようで、修復過程をいかに支えるかを考えようと強く思いました。

　また、修復過程の中で「病気」につきものと思われていた苦痛の原因が病気にあるとは限らないという言葉も胸が痛いと感じるものでした。看護師になった頃は、空気の入れ換えが当たり前のようにできました。現在は、施設全館の空調調整が行われ「新鮮な空気」を取り入れるという考えが薄れているように思います。ある家族の方から、そのことに気づかせていただいた事がありました。

　40歳代の女性、5歳の子供をかかえ進行胃がんで手術、術後半年で突然腹水貯留で緊急入院、病状は悪化し、主治医から夫へ予後を伝える事になりました。がんサポートチームにいる私が同席することになりました。夫は1カ月ぐらいの予後を聞き落胆して帰宅されました。翌日、朝いちばんに私へ外線が入りました。夫からの電話でした。昨日は大変だったのだろうと電話にでると、「永山さん、妻に外の空気を吸わせてください」「外の空気ですか？」「あの部屋にいると息がつまると思います。僕が行けないので病棟にお願いしたら忙しいから難しいと言われ永山さんにお願いしたいのです」と言われました。とても一生懸命であり「わかりました。本人の体調と相談して外に行きますね」と伝えました。患者さんは、腹水多量でトイレに行けず、肩で努力呼吸し、話しかけても閉眼しながら返事をされる状態でした。そのため、外へ連れて行くなんて……と思いながらも患者さんの部屋へ行き、夫から言われた事を伝えましたが、身体症状の苦痛が強く動きたくないとの事でした。

　夫は奥さんを毎日見舞う中で、奥さんには病気につきものの症状ではない苦痛があり、緩和したい思いがあったのではないかと考えさせられました。

　「環境を整える」と記録にすることや言葉にしますが、すべて病気につきもので避けられないと考えているのではないかと痛感しました。

　臨床での看護実践は、看護を理解しているようで「見えていない」「理解していない」ことが多く、今後もナイチンゲール研究会に参加して学びを深めたいと考えます。

「ナイチンゲール看護研究会・滋賀」に参加しての学び

浅居　美樹

　2015年6月にナイチンゲール看護講演会に参加して、近代看護の基礎を築いたナイチンゲールの看護思想が150年たった現在でも受け継がれ、看護とは何か？と看護者はいつも自己に問いかけ、より良い看護ができているかを判断していかなくてはならないと学び、その時聞いた講義のなかで共感する部分がたくさんありました。もっと、お話を聞きたいという思いから、今回「ナイチンゲールの看護研究会・滋賀」に参加させていただきました。

　前回、11月26日に参加した学びとして、病気とは何か？看護とは何か？との問いかけに、病気とはどんな時期であってもそれは修復過程であり、看護とは環境を適切に整え、食事を整えていくこと。すべての病気は修復過程であり、医師は病気を見るのであるが、看護者は病気を含めてその人すべてのことに目をむけなければならない。看護とは、修復過程をうまく引き出すこと、ということを学びました。

　がん末期の患者さんの場合、意識がなく看護としての働きかけが難しい場合やかかわりが困難な場合でも、意識がなくて、もうこれ以上看護としてすることがないとしても、もてる力を引出し、力をもたせることで関わりをもつことができる。看護者はそういう働きかけをしていくことが大事であると学びました。

　人間は自然治癒力をもっている。環境を整えることは、自然治癒力を高めていくうえで最も必要なことであり、エネルギーの消耗を最小することであると理解できました。

　また、緩和ケア病棟の師長さんより、病棟の様子やがん末期の患者さんでも、褥瘡のある患者さんがいないという事や、褥瘡ができたとしてもすぐに治癒するという話から、臨床の場とは、患者の修復過程に直接かかわっているということを学びました。

4．序章：人間とは、環境とは（第3回例会の活動内容）
（1）研修内容

　ナイチンゲール看護思想の中心概念である人間（human）環境（environment）についての学習とディスカッションを行った。

1）人間とは何か？

　人間について特に規定していないが「患者」と表現している。

　人間と環境との関係や環境に影響をうける人間というように、環境との関係から規定されている。

　また、人間は病気に対して修復しようとする力（自然治癒力）をもつ存在で、修復に適した環境を整えることによって患者は自分のもつ力の範囲内で修復することができるのである。

他の著作のなかには、「看護は生きた身体に生きた心と身体と心が一体となって表現された感情とに働きかけるのである」と述べ、人間は身体と心（認識）とを持ち、その両者を一体化させて表現する言動を手がかりにして生きている動物であるとしている。
　「その生命とは、植物の生命でもなければ単なる動物の生命でもない。それは人間の生命である。それは生きており、しかも電気の力や引力ではなく、人間の力、意識をもった力で生きているのである」と述べている。このように人間のもつ認識（思いや考え）を大事にしていることがわかり、1人1人の異なる認識を持っているのが人間の特徴である。その認識はその人が生まれ育つ中で育てられるもので、環境因子によって影響を受けるものである。さらにその人の認識は、その時々の身体内部の状況を反映し、日々刻々と変化しつづけているという特徴をもっている。
　では、看護者が人間をみつめるとはどういうことであろうか。
　その人の身体内部の状況と、その認識のあり方の両方に、同時にその関心を注がなければならないということになる。それは、生物としての人間（共通性）という見方をしながら、他方で1人1人の個性ある人間（個別性）という見方をすることにつながる。この両者をいつどんな時にも、同時に考えていく所が看護のpointであるといえる。「生物としての人間」にみられる生のありようを生命過程と名づけている。それは、生命そのものを生かしている身体内部の構造とその働きを指している。生命体は、たえず外部環境から内部に向けて物質（特に酸素と栄養素）を取り組み、それを作りかえて細胞の再生に必要な材料とし、また、身体の維持に必要なエネルギーにし、不要なものを外部に排泄するという生命過程をくり返しているのである。
　この生命過程が順調に行われて、人間は健康を維持できるのであり、そこには、生活過程（暮らし）のありようが大きな影響を及ぼすことになる。このように一連の生命過程は、生活過程を繰り返すことによって維持され、バランスを保っていることが分かる。
　このように人間は生物としての共通の生命過程を営んでいる。
　同時に1人1人個別の感性（認識）をもって生きている。その生命過程は、その時々の認識のありようによって変化する性質をもっている。身体と心は互いに影響を及ぼしあうものであり、この両方を同時にみていくのが看護者の姿勢として必要になってくる。

> 人間は、自然治癒力をもっている。
> 人間は、環境と相互に影響しあう存在である。

2）環境（社会）何か？
　ナイチンゲールの看護理論の中心をなす概念である。「看護覚え書」の序章の中で「健康を支配する環境というのは、私たちの管理範囲を越えている。……略……東風が吹いていてもどうすることもできないではないかの反論がある」これに対してナイチンゲールは明確に答えている。「きれいな空気や陽の光などの恵を身に受ける機会が少なくて、身体を弱らせている若い女性……略

……。そういう女性たちを高地人と同じ健康な環境に置いてみなさい。そうすれば、東風が吹いているかなど、全く気にならなくなるはずであるから」と述べている。つまり、ナイチンゲールは環境はどうしようもないと言うけれど、一度、不健康な生活をしている女性を健康的に暮らしている人達と同じ状況のなかに置いてみると健康に暮らしていけることが分かると述べているのである。人間をめぐる全てのものは環境で、3側面からみている。

- 物理的環境
- 精神的環境
- 社会的環境

物理的環境を調整することが看護の重要な要素であるとしている。

看護師が調整できる環境の要素として、空気、清浄な水、暖かさ、光、騒音、気分転換、ベッドと寝具、部屋と壁の清潔、排水および食事と栄養などあげている。

環境の要素の1つまたはそれ以上が欠如すれば、全体のバランスを失い、患者は、環境から受けるストレスに対応するために、エネルギーを必要以上に消費することになり、消耗につながるとしているのである。

従って、このエネルギー消耗をできる限り少なくするように、環境、すなわち、自然の力が働きやすいような環境をととのえることが、看護師の役割であると述べているのである。

> **環境とは、その人をめぐるすべてを意味している。患者が直接影響を受ける物理的環境、他者とのコミュニケーション（精神的環境）や社会システム（社会的環境）があり、人間はこの環境と相互作用するものである。このように環境は人間の健康状態に密接に関係している。**

（2）研究会における討論・学び・気づき

- 人間は身体的・精神的・社会的側面をあわせ持つ統一体としての存在である。これらは相互に作用しているが、バランスの崩れた場合に病気、症状が現れることを知った。悩み事があると食欲がなくなり、行動も緩慢になるなど身体と心はつながっていることを再認識した。
- 人間には自然治癒力が備わっている。その自然治癒力を引き出していけるように看護師は患者に働きかけることが看護であること。これは考えてみると当たり前の事であるが、そのような発想を持っていなかったので改めてハッとし、これからの看護に活かしていこうと思った。
- 環境を整えることは、看護師ができる最大の役割であると思う。患者が良い環境の中で、生活できるようにすることは看護としては大事なことであり、患者の最も近いところで活動する看護師がまずしなければならないものであることを痛感した。

※第2・3回例会の研修内容の一部は平成27年6月に開催された聖泉大学30周年記念講演会「ナイチンゲールの看護思想」で発表したものから転用したものである。

（3）研究会における学び・感想

「ナイチンゲールの人間観・環境観」

増田　安代

　ナイチンゲールは、「人間」に関して特に規定はしていない。しかし、「看護覚え書」の序章の中で「神が私たちの精神を宿らせている身体を健康にも不健康にもする法則はほとんど学ばれていない。」、第5章変化の中で「心が身体に及ぼす影響については、多くが語られ書物にも著されている。そして、その大部分が真実である。しかし、私は、身体が心に及ぼす影響についてももう少し目をむけて欲しいと思う」と述べている。これらの文面から人間は、"心"と"身体"をもち、相互に関係をもつ存在である。すなわち心身一如の存在であるとしている。なお、人間は「生命力（vital power）」をもっている。病気は、"生命力"の自己組織化や改善に向け、「自然治癒力（nature alone cure）」を作動させる修復過程（a reparative process）であるとして、健康との関連で「神の業－自然の業（an effort of nature）」であり、「生命の法則（the laws of life）」という視点のもとにポジティブに捉えている。このように「心」「身体」「生命力」「自然治癒力」をもつのが人間であるとしている。また、「環境」について読み解いていく中で、生活（living）と人生（Life）の視点から、自然環境とエネルギー交換をする開放システムとしての「生命体」であるとも捉えている。人間についてまとめると、その中核となる所に生命力をもつ心と身体が統合された生命体であり、自然と共存して相互に連動しながら生きて生活していく（being, living）生命体であると考えているのではないだろうか。

　ところでナイチンゲールは、環境と人間との相互作用を軸において健康について考え、その上で看護とは何かについて述べている。ナイチンゲール理論で中心になる概念は「環境」である。人間を取り巻く全てに対して広範囲に環境を捉えている。すなわち主体としての人間を取り巻き相互に連動しながら、常に変動し続ける状況や状態であり、健康に影響を与えるとしている。そして、物理的環境と社会的環境の2つに分けることができ、物理的環境は主に自然環境を指し、社会的環境は、精神面に関する人的環境としてのコミュニケーション（"変化""余計な励ましと忠告""小管理"）と社会システム（病気の予防や疾病率・死亡率等の統計と政策）を指していることが考えられる。なお、ナイチンゲールは、以下の3点から特に自然環境を非常に重視していると考える。①序章おいて、身体の健康を保持するには、スコットランド高地人と同じような健康な環境（きれいな空気や陽光などの恵み）に置くことで可能になると示唆している。②「看護覚え書」の中で、"換気と保温（新鮮な空気）""日光""住居の衛生""音""食事－どんな食物を与えるか""ベッドと寝具類""部屋の壁と清潔""身体の清潔""変化（花、色等）"という自然環境を整備することの大切さに多くのパーツと内容をさいている。③終章で、「自然が患者に働きかけるのに最も良い状態に患者を置く」

こと、継続的に自然環境を整える過程を通して、生命力－自然治癒力の修復をたどることができ、その向上を図ることができるとしている。

　ナイチンゲールは、確かにトータルに人間を取り巻くすべてを環境と考えているが、いかに"健康な自然環境"が重要であり、生命体である人間の生命力維持に不可欠なものであるか、そして、"健康な自然環境"を維持し、創っていく必要性についても説いている。

　現在、地球温暖化、環境破壊が叫ばれている折、根本的な解決をしていかないと私達の生命力－自然治癒力は劣化していくばかりである。今、地球上のすべての人びとがナイチンゲールの思想を学び、考え、実践する時代にきていることを痛感している。

5．第1章　換気と保温（第4回例会の活動内容）
（1）研修内容
　人間にとって呼吸はきわめて大切な機能である

　ナイチンゲールは他章においても新鮮な空気の必要性を強調しているが、その空気を患者に提供する方法として換気がある。その換気と保温を両立させる内容を具体的な方法論として13章の筆頭にあげていることからもその重要性がうかがえる。

　この章の最初に次のように述べている。

　「患者における真の第一原則、看護師が終始一貫して最大の注意を払わねばならず、患者にとっては何よりも不可欠な要素、これを抜きにして行えば他の何事も無に帰し、逆にこれさえ行えば他の何を放っておいてもよいとさえ私が言ってきたこと、それは患者が呼吸する空気を患者に寒い思いをさせることなく、外の空気と同じだけ清浄に保つということです」[1]

　まず、屋内の空気を屋外と同様に清浄に保てということである。この大事なことが出来なければどんな良い看護をしていたとしても、それは無いに等しいということ。逆にこれさえ出来れば他の何を放っておいても良い程に大切なものであると強調しているのである。ナイチンゲールの熱い思いが伝わってくるポイントの1つは患者の呼吸する空気を外の空気と同じだけ清浄に保ちしかも、その際には屋外の冷たい空気をそのまま取り入れ患者に寒い思いをさせないで行うということである。つまり、換気と保温の両立をさせよということである。これはなかなか難しい。冬晴れの爽やかな日、窓を開けて換気しようとした場合、健康である看護師は、思いきり開放するかもしれない。

　しかし、いくら穏やかな日とはいえ、外気の寒さが病室内に流れ込み、患者に悪影響を与えてしまう。これでは看護とはいえない。窓をどのくらい開けるのか？どのような時間間隔で開閉するのかということと同時に、病室内の患者に寒い思いをさせずに換気でき、新鮮な空気を患者が呼吸できるようにする重要性があり、それがナイチンゲールの言いたいことである。しかも、換気するその空気がどこから来ているのか考えることが大切で、例えば廊下側の窓を開ければ、汚れたよどんだ空気が流れ込むことになり、さまざまな臭気もいっしょに流れ込む。これでは患者に毒を与える

のに等しいとさえ言及している。

　従って、換気は、窓の開放によって常に外気から新鮮な空気を取り入れることである。

　換気の際に考えなければならないもう１点の重要なこと、それは患者の保温である。ナイチンゲールは「きちんと布団を掛けて、必要に応じて湯たんぽを入れておけば、ベッドにいる患者をいつでも暖かくさせておくことができ、寒がらせることなく十分な換気ができるのです」[2] と見事な考えを述べている。このように換気と保温を両立させることが看護師には求められているといえよう。

　しかし、保温の仕方で誤った考えが罷り通ることもある。

　最悪な保温の方法としてナイチンゲールは患者の体温と呼気に頼る例をあげている。つまり換気することによって室内の温度が低下することを恐れた看護師が窓を閉め切って、患者の体温や呼気による病室内の温度に頼りきり、患者を感染の危険にさらすことになるというのである。そして、「病人に熱と湿気と腐敗臭のこもった空気の中で繰り返し呼吸させるという犠牲を払わせて病室を保温する方法は、間違いなく患者の回復を遅らせるし時には生命を奪うことにもなりかねません」[3] と厳しく言及している。ここまで考えなければ適切な換気はできないと思われる。

　ではどのように換気すれば良いのかその方法を具体的にあげているので、ここにあげポイント２にしたい。

①窓は上部を開けるべきで、下部は望ましくない。

　ナイチンゲール時代の病院とは違い現在の病院の窓は上下で開閉するものは少なく、ほとんどが左右開閉式である。上下開閉式の窓ではなぜ下部を開けてはいけないのかといえば、外気が直接患者に当たり、患者の皮膚から体熱を奪って消耗させていくことにつながる。従って、上部を開けて外の空気を室内に循環させ直接患者に当らないようにすることなのである。では、現代の病院の場合左右開閉式の窓ではどのようにすればよいのであろうか。この点も、ナイチンゲールの時代と同様に考えれば窓から入る空気（風）が直接患者に当らない方法を考えれば、例えば窓とベッドの間はスクリーンを置くことで直接患者の皮膚に当らないよう工夫できる。このように考えれば状況が変わっても、本質的にとらえれば、同様の良い状況にできるのである。

②空気の取り入れ口として、床やそれに近い高さのものにしない。

　病室の床やそれに近い高さの窓（空気のとり入れ口）から取り入れられた空気は、床や下層部の空気を冷やしてしまい、動ける患者がその冷たい空気で体を冷やしてしまう病院があるとナイチンゲールは述べている。確かにこのようなことは現代でもある。

　例えば、最近新築されたワンルームマンション等で、部屋の床（たたみ）の近い所に空気の取り入れ口があるものが結構ある。密閉性の高いワンルームで常時開けているのはこの部分だけとなり、窓の開放をしなければ、室内の空気はよどんでしまう。健康的に見て最悪と考えられるがどうであろうか？

③**換気するというのは窓を広く開けることではない。**

　また、決まった時間に窓を開け、あとは閉めて患者を激しい温度の変化にさらすことではない。換気とは空気を新鮮に保つことである。

　保温、暖房についてナイチンゲールは次のように述べている。

　注意深い看護師は、特に体力のない人や病気が長引いたり、衰弱したりしている患者の場合には、生命維持に必要な体熱の衰失をもたらす影響から患者を保護する。何故ならば「患者は病気によっては、健康時よりはるかに少ない体熱しか生成せず、体熱を保つ営みが体に要求されるために生命力が低下し続け、遂には死に至るということが起こりがちなのです」[4]としている。このような時、ナイチンゲールは足に触れ、冷えている時には、体温を取り戻すために湯たんぽや温めたフランネル、暖かい飲み物を与えたりすることであると述べている。湯たんぽに関しては、絶対に素手で触って心地よく感じる以上に熱くしてはいけないこと、8時間以上も暖かく保たせようと考えてはいけないことなど意識と気配りが求められるのである。

　最後にもう1点見逃してはならないこと、それは病室内に物を乾かすことをしてはならないということである。病室でも自宅の部屋でも臭気や蒸気を発散させるものは部屋においてはならないこと。それは部屋の中で乾かしていた洗濯物には、湿気が患者の吸う空気の中に発散しているので、当然ながら付着するわけで、どんな場合でも病室には何も乾燥させてはならないということである。

　これは、日常生活の中でも雨のお天気が続く場合に洗濯物を室内に干す場合や病室でもタオルやバスタオルを干している光景も見られる。

　考えなければならないことである。

　以上、換気と保温について学習をしてきたが、看護師としてここで再度日々の行動を振りかえり、状況や問題点をあげ、どうすべきかを検討し実行につなげることであろう。ごく身近なことではあるが看護の原点に立ってナイチンゲールの声に耳を傾ける必要があるのではなかろうか？

文献

1）フローレンス・ナイチンゲール　小林章夫他訳：看護覚え書　うぶすな書房　p11　2015

2）同上　p13

3）同上　p21

4）同上　p21

（2）研究会における討論・学び・気づき

・風を感じることで人は季節が分かる。病院のベランダを活用することで患者が季節を感じられる工夫ができるのだと体験を通して感じた。

・空調管理がされていても患者の窓を開けてほしいという訴えには窓を開けている。気候の良い時

には風を入れてほしいという患者がいる。今日の講義から新鮮な空気を取り込むことの大切さを学んだ。特に少し風に当りたいという患者に対して換気に気をつけたい。
- 4人の病室の温度管理において、3人は適温だが、1人の患者が寒いという場合には、服を1枚追加してもらうようにしている。患者の中には寝たきりで訴えが適切にできない患者もいるため、患者の肌に触れたり体温を測定することの大切さを感じた。
- 病棟や病室の換気を図る時、その空気がどこから来ているのか、気にかける大切さを考えさせられた。廊下側の窓を開けても廊下の汚れたあるいはよどんだ空気が流れ込むことになる。外に面した窓の開閉で新鮮な外気が入るようにすることが換気であるとナイチンゲールの述べていることから再認識した。
- 換気と保温の両立させることの重要性を痛感した。
 換気と保温が両立しないことには、意味がないばかりか患者に悪影響することを考えさせられた。

（3）研究会における学び・感想

「ナイチンゲール研究会への参加を通して」

山崎　香織

　ナイチンゲールの研究会を通じて、私は看護とは特別な事ではないのだと知ることに繋がりました。

　ナイチンゲールについて私は小学校のころから白衣の天使と呼ばれている人だということを知っていましたが、実際にどのような事をしてきたのかを知ったのは大学生のときでした。大学の時にナイチンゲールの看護覚え書を購入し、目を通して看護は医療のことをするだけでなく、療養環境の調整をすることも大切なのだと知りました。

　看護師になって働くようになり、患者家族から「大変な仕事ですね」や「人の命を預かる責任ある仕事ですね」と言われます。医療の面に注目されがちですが、患者にとって病室は自分の生活空間であり、医療面だけでなく生活を送る上で不便がないということも大切な事であると研究会の参加で改めて感じることが出来ました。まだまだ看護師として新米で業務に追われがちの毎日ですが、研究会に参加するようになってからは朝一番と仕事終わりに病室の環境整備をするように心掛けることができるようになりました。

　今回の研究会に参加し、話を聞くことでナイチンゲールが述べていることが看護においてのみならず、普段生活を送る上でも大切なことだと感じるようになりました。自身の生活にも掃除や空気の入れ替えを今まで以上に頻回にし、自身がリラックスできる環境を作る事も人の身のまわりの世話をする人間として必要なことだと思うようになりました。

また、人間とは、病気とは、看護とは、普段看護師として働くなかではあまり考える事をしませんでしたが、研究会に参加することで振り返り、また先輩参加者の話や経験談を聞く事で新たな事を知ることにも繋がりました。まったく違う環境・経験年数の異なる看護師との関わりは普段あまりないのでとても貴重な研究会に参加できていると思います。これからもナイチンゲールの思想を考える場・先輩看護師に会える場として多くの事が感じられるように参加していきたいと思っています。

6．第2章　住居の衛生（第18回・19回例会の活動内容）
（1）研修内容
　ナイチンゲールは、「看護覚え書」の中で、第1章の「換気と保温」の次の章に「住居の衛生」を取り上げている。それは、「看護職者」が家庭の健康を守る人のために書かれたものであるので、第1章の「換気と保温」で空気の質の確保を取り上げて、一般家庭でも空気の次に衛生的な住居で生活し、快適な生活を守る必要性から第2章にあげていると考える。住居の衛生確保のための必修要素を5つ（清浄な空気、清浄な水、効率の良い排水、清潔、日光）あげている。

　清浄な空気を取り入れるには、住居の構造自体が隅々まで外気が通りやすいものでなければならない。空気のよどむ家に病気の発生は必至であるという。また、病気の原因を自分の家に求めようとは考えもしないと清浄な空気の必要性を述べている。

清浄な水に関しては、衛生改革を推進した人々のおかげで、以前よりも普及してきた。しかし、まだまだ多くの地域で非常に不潔な井戸水が家庭用水として使用されており、伝染病が発生した際には、ほぼ確実に罹患してしまうという。

　効率の良い排水に関して、当時のロンドン中で「いったい何軒の家が効率の良い排水をしているでしょうか」とナイチンゲールは問いながら、ほとんどの人が家の排水状態が良いと思っていると述べる。その原因の一つに住宅の構造をあげ、家の下にある配水管を通すことが安全とはいえず、家の外壁の外側に配すべきであると指摘している。

　家の中が清潔でなければ、換気をしても意味がないという。使い古した壁紙や汚れた敷物、掃除をしない家具は「地下に牛馬の糞の山」を置いているのと同じくらい空気を汚染する原因となると、当時の教育と習慣のせいで家の衛生が守れていない実情も述べている。

　陽の当たらない暗い家というのは、例外なく非衛生的で、例外なく空気が悪く例外なく不潔であると述べている。日光の不足が子どもたちの成長を遅らせ、瘰癧やくる病などをはびこらせ、病気になってもその家にいる限りは回復しないとまでいう。

　病気の原因の現われ方として、「いつもつきまとう」という考えではなく、看護は、清潔さ、窓からの新鮮な空気と、患者への絶え間ない気遣いを行うことで予防につながる大切さを述べている。そして、病気というものは、実在している当然の独立したものではなく、清潔や不潔の状態と同様

に看護師の管理下にある1つの状態である、あるいは看護師が招いた状態の反応だという考えである。

健康なときでさえ、自分達が暮らしている空間の空気を繰り返し呼吸しているのであり、そこの空気は肺や皮膚から出る健康に害のある物質で満たされている。そのために換気は日ごろから重要であるが、患者から排泄するすべてのものは、有毒なのですぐに病室から持ち出さねばならない。病室での蓋のない室内用便器は特に長く置くことはせず、病室の換気を行い、洗濯物を干すこともさけるべきであると述べている。

（2）研究会における討論・学び・気づき

・高齢者は臭いに鈍感になり、排泄物のあとの臭いはそれほど気にならないが、孫が訪室しなくなるという。訪問看護の排泄援助が終わったときに、「窓を開けましょうか」と促すと素直に受け入れてもらえ、簡単なことであったのだと、この研究会に参加したことで、一歩踏み出すケアにつながった。
・病院は、窓に鍵がついており、鍵は師長管理である。時折、環境整備のときに鍵を借りにきて窓を開けている看護師もいる。いつから、窓を開けて換気することが忘れられてしまったのか。空調は整っているが、後輩に伝授していく必要性を感じた。
・血液内科の子どもたちは、空調がより一層整っている。もちろん換気はしないなかで、見えない敵と戦う現状である。看護師として、どうすればよいのか考えさせられる研究会であった。
・病棟でも在宅でも看護師と介護士が協働しているが、看護と介護の違いは何か。看護師は、日常生活支援でも病状が変化する、病気を持った人を対象としているのに対し、介護士は、変化する病状をもつ人を対象にしていないこと、自力で行動がとれずに援助を必要としている対象に日常生活援助をしている。例えば入浴介助を行うときに、介護士は安全な方法で入浴することを目的とし、看護師は入浴介助を手段として、全身の観察を行い病気が悪化していないか、老化でおこるものかを判断している。住居の衛生という視点で自宅での場合は、浴室は清潔か、換気はできているか等を看護師として、もしかしたら介護士も考えなければならないことを改めて感じた。

（3）研究会における学び・感想

「住居の衛生から学ぶ」

千田　昌子

今回の第2章は、第1章の換気と保湿から人間が暮らす環境を題材にあげ、人間の健康管理のために必要な条件を示唆している。人間の生命維持にとって、太陽・空気・水・大地はいうまでもな

く必須条件である。ここで「生命の維持とは・人間とは」看護の基本に通ずるメタパラダイムを指針としている。また、生活体系像からマズローの5段階欲求をも考えさせられる内容であると考える。ナイチンゲールがクリミア戦争の終結からイギリスへ帰国した時期は、イギリスの低階級の労働者の環境は、著しく不衛生の状態にあった。国全体が暗黒の時代のような時期である。このような状況にナイチンゲールは、学問的に公衆衛生学や統計学を学んだ効果を、多方面から客観的に述べ実際に改革していく行動は、ある意味実践家としても捉えられる。この偉大な功績をも含め、看護を学ぶものにとって大きな糧となっている。

　その後、セント・トーマス病院にナイチンゲール看護学校を創設している。そして、病院の構造にも着眼し、理想の病棟も関与していることは言うまでもない。改めて「看護覚え書」の病人にとっての環境を看護する側だけでなく看護を受ける側に立つ視点からも配慮したものである。

　住居の衛生から学ぶ「大自然の法則は健康を維持することができる。」に準じ、人間の持つ自然治癒力を促す看護こそが、第2章に通じると再確認した内容であった。看護覚え書の文面に書かれている看護にもとづく意味の深さ考えに脱帽する私である。

7．第3章　小管理（第5回例会の活動内容）
（1）研修内容

　この章のはじめにあげられていること「優れた看護の効果もすべてたった一つの欠陥から損なわれたり、完全にだいなしになってしまったりすることがある」[1]と優れた看護の効果も、この小管理ができていないことによって損なわれたり、台無しにしてしまうことを指摘し、小管理の重要性を述べている。

　ナイチンゲールによれば、小管理とは、自分がその場にいないことによって起こる些細な不手際もないように、不在の時にもいた時と同様のことが行われるように計らうことである。24時間、その場にいることが不可能な管理者にとって、この言葉は、看護管理（マネジメント）の真のあり方を示唆している。

　管理者に看護の仕方を書物で教えることは不可能であるとナイチンゲールは言う。

　何故かといえば、病人の置かれている状況は人によって異なるからである。しかし、さまざまなケースを看護師に示し、思いを起こさせることは可能である。それは自分が不在の時に何が起きるかを予想できることにつながる。ナイチンゲールの例示を見よう。

①夜遅く「洗濯物」を取りにきた不慣れな洗濯婦が誤って病室に入り入眠しかけた患者を起こしてしまった例。これは看護師が、洗濯婦が間違わないように手立てを整えていなかったからである。現代の病院で洗濯婦が出入りすることはないものの、例えば病室の電気関係の故障で修理を依頼することもあるであろう。その時にその修理をする人が病室を間違って訪ねることもあろう。このような時、同様に間違いのない手立てを看護師が整えておく必要があるのである。

②患者の部屋の窓はいつも空いているものの、その部屋の前の廊下の窓は一つも空いていない例。管理者には患者の管理だけではなく廊下の窓の開閉にも責任があることが分かっていないことのあらわれであること、よくあることとして看護師は病室をその病棟全体の汚れた空気の通り道（換気孔）にしてしまうことなどである。

③空き部屋を家の汚れた空気の溜り場にし、家全体汚染させる例。これは管理者が部屋の換気や清掃の計画を他の人に伝えず、自分がいる時に自分で窓を開けていたためである。

④塗料の臭いが消えずに残っているのは、家の管理が不十分であることの証拠である。

⑤病人の心を乱すような手紙や伝言が届けられたり、逆に大切な手紙や伝言が伝えられないこともある。大切な面会人が病室に通されなかったり、絶対に合わせてはいけない人を病室に通したりする例。これは管理者が自分の不在時にどうなるかを考えないために起こる。

⑥病室へ突然訪問者が入ってきて患者を驚かせてしまうことの例、訪問者がドアのベルを押した時にどんな対応をするのか徹底させないことによって起こる。

以上の例に共通することは管理者が不在時にいた時と同じ対応ができるようにしておかないこと――つまり、管理者の役割の意識の低さと実践力のなさから管理ができていないことが原因でおこることである。

このように管理者に管理しようとする気持ちがないと患者は自分できることは何でも自分でした方がましで心配がないと思うことにつながるのである。しかし、気がかりなことや不確かなこと、待たされること、当てにすること、衝撃を恐れることなどは、患者を激しく消耗させ害を及ぼすものであるとナイチンゲールは述べている。

また、管理者が不在にする場合、仕事のために堂々と出かけるべきである。患者には前もって外出時間と退出時間を告げておくべきであるという。なぜ必要であるかといえば、もし知らせずに外出し、そのことを患者が後で知ると、患者はもう管理者の留守中にも管理者がいた時と同様になされるかどうか、ずっと不安に思って消耗させてしまうからである。

病院や施設あるいは個人の家においても、管理者が不在時に事故が起こりやすい（事故原因の半分は不在時に起こる）。しかし、この場合「不在」を補う管理が欠落していたことこそ責められるべきである。病院において、もし信頼できる管理者が配置されれば、こうした事故を防げるようになることは間違いない。

ナイチンゲールによると管理で重要なことは病院や施設あるいは30人の家で責任者は成すべきことを自分自身で行なうのではなく、成すべきことが常に行われるようにどのような方法を講じるかを自問自答すべきであるということである。

もし、不在時に何かが起きた時でも、自分の不在から生じ得る不都合はことを解消するためにどうすれば良いのか、その方法を講じることなのである。

逆に自分が不在であったことを弁解する者があったとしたら、それは看護師や管理者としてお粗

末である証拠であり、いついかなる時も患者への配慮は断じておろそかにしてはならないと述べている。

　ここで「責任者である」とは、どういうことかを再考する必要がある。「責任」をもつべきものがいなかったり、いかに「責任」を持つかが分かっていなかったら等の状況を考え併せて「責任者」とはを自分に厳しく問うことであろう。つまり「責任者である」というのは、「単に自分自身がしかるべき処置を取るだけでなく誰もがそれを行うようにするための手立てを講じることである」[2]とともに「自分の不在の際にも病気の際にも、すべてを他の人だけに任せてもいつも通りに事が運び、決して皆が困ることがないことこそ誇るべきである」[3]ことである。

文献
1）フローレンス・ナイチンゲール　小林章夫他訳：看護覚え書　うぶすな書房　p57　2015
2）同上　p69
3）同上　p69

（2）研究会における討論・学び・気づき
- 管理は、管理者である私がいる時もいない時も同じようにできなければならないことを学んだ。
- 管理者によって病棟の管理の仕方が異なる。患者の立場、看護師の立場で視点が異なる。ナイチンゲールの看護の視点が良いと思った。
- 師長を10年している。最初は答えを出さないといけないと思っていた。仕組みや手順、システムを使いこなす。こうしてみると管理者は旗振りの役であると思う。
- 看護観を言葉で示すことが大切である。
- 管理は一人でするものではない。小管理とは患者に不安を与えない。生命力を消耗させないことに留意することが重要であると学んだ。
- 管理者として親身になってスタッフの話をよく聴いて人材の育成に努めている。スタッフも見守ってくれている。いつも自分達に関心を持ってくれているのでこれからもスタッフがやる気になるようなかかわりを頑張っていこうと思う。
- 管理は自分がいる時もいない時も同じようにできなければならないことに気づかされた。これは看護の世界だけではなく家庭でも同じである。
- 管理者がいなくてもうまくいくような仕組みを作ることである。ホスピスのスタッフは気持ちが優しいって、中には「私がしなければ」というスタッフも多い。スタッフが消耗しないようにしていきたい。
- 昨年まで中間管理者をしていたが、師長が言っていた言葉「管理には人を育てることも必要」が思い浮かんだ。

・自分がいない時でも、管理が必要であること、自分の都合で患者の予定を狂わせてはいけないこと。師長だけではなく、新人も情報を共有することの重要性を学んだ。
・自分の不在から不都合なことがあってはいけない。自分の能力を知らないと管理はできない。自分がすべてをするのではなく皆にさせることを学んだ。

（3）研究会における学び・感想

第3章　小管理を「ナイチンゲール看護研究会・滋賀」で学んで

漆野　裕子

　「優れた看護の効果もすべて、たった一つの欠陥から、損なわれたり、完全にだいなしになってしまったりすることがあります。それはほんのささいな管理上の欠陥で、言い換えれば、あなた方がその場にいる時にしていることを、不在の際にも行われるように計らう術を心得ていない場合のことを指します」。これは、管理者としての責任を果たすことがいかに重要であるかを学んだ「看護覚え書」の一節です。

　現在、私は大学で教員として勤務していますが、病院で勤務し中間管理職をしていた頃の数々の場面をこの章をナイチンゲール研究会で勉強しながら思い出していました。日々の仕事で管理的役割をすることも増え、直接患者さんと関わることが減少し少し寂しい思いを抱いていました。しかし、この章を読んだとき、管理を適切に行うことはチームメンバーの優れた看護を活かすために必要不可欠であると再認識しました。また、「責任者に管理の精神がない場合、患者の方では、自分でできることは何でもした方がましだ、その方がまだ心配が少なくて済むから、ということになるのです」というところでは、看護師と患者の間での信頼関係が欠如してしまっている状態であることを学びました。「気がかりなこと、不確かなこと、待たされること、当てにすること、衝撃を恐れることなどは、他のどんな消耗よりも患者を害するものです」と書かれてあります。助産師として産婦と向き合うといつも、産婦は持てる体力と気力を振り絞り新しい命を生みだすのだと実感します。そのような時にも、いかに消耗を少なくするよう関わるかは大変重要であり、一つでも気がかりなことを取り除き、そして心穏やかに産婦が陣痛と向き合うことができるように環境を整えること、そして助産師としてのケアの最も大事なことがここで書かれているのだと感じました。産婦のそばから一時的に離れるとき、手を握って、「すぐ帰ってきてくれますか」と聞かれることが度々ありました。自分が全ての時間そばにいてあげることはできないけれど、少しでも安心して自分が離れている時間も過ごしてもらうためには、常にこの小管理の言葉を思い出し、ケアにあたらなければいけないと感じました。

　「自分の不在から生じ得る不都合を解消するために、いかに手立てを講じるかということです」

という一節では、受け持ち看護師としての役割を思い出しました。近年では、クリニカルパスを使用することも多いですが、いかに自分の不在から生じる不都合を解消する手立てを講じるかという点においては、患者と直接関わらない時間帯も含めて、想像力を働かせ患者に最も適切と思われる看護を看護計画に反映させ、また、メンバーといかに協働するかということを常に考えなければいけないと再認識しました。

例会で「看護覚え書」をみんなで読みながら、それぞれの看護の場面や経験を思い出し、意見交換する時間は、また改めて看護の奥深さや、楽しさ、そして責任を感じることのできる時間でした。読めば読むほど書かれている内容は、その通りだなと感じ、まだ「看護」とは何かが世にはっきりと示されていない時代に、このような本を書いたナイチンゲールを改めて尊敬しました。「すべてを他の人たちに任せてもいつも通りに事が運び、決してみんなが困ることがないことこそ誇るべきことではないかと思います」という言葉がとても印象に残りました。これは、管理者だけに言えることではなく、一人一人が責任をもって行うべきことであるので、1年目の看護師からベテランの看護師まで、この一言を胸に看護を行っていければいいなと思いました。

8．第4章 音（第6回例会の活動内容）
(1) 研修内容

この章の冒頭に音（騒音）とは何か？病人にとっての音（騒音）とは、どのようなものかをあげている。

一般に「音」といえば工事現場の大きな音、多くの人々が集まってワイワイガヤガヤと騒ぐ音と思われがちだが、患者にとっての「音」は異なる。

ナイチンゲールは、「不必要な音や、心に何か予感を抱かせるような音は、患者に害を与える音である」[1]と述べている。また、断続的な音や音域の鈍い音は、断続的な音に比較してはるかに影響が大きいともいう。

また、故意であっても偶然であっても、患者を突然起こすことは絶対にしてはいけないことは良い看護をする上での必須条件でもあるとまで断言している。寝入りばなに起こされると、患者はもう眠れなくなってしまうというのである。

例えば、眠りについている数時間後に起こされると、再び寝入りやすいものの、眠りについて数分後で起こされると、入眠できなくなるということを示している。しかも、眠っている間は、苦痛や興奮などが休止しているのに起こされるとこれらが再来して患者の苦痛にもなるのである。

さらに寝入りばなに起こされた患者は、眠りだけではなく眠ろうとする力まで失ってしまうとナイチンゲールは述べている。これらからもいかに音（騒音）が患者に与える悪影響が強いかを現わしているかがうかがえる。

また、病人と健康人を比較して次のようにも述べている。

「健康な人なら、昼間に眠ってしまうと夜眠れなくなるものです。ところが、病人の場合はたいていこれと正反対で、眠れば眠るほどまたよく眠れるようになるのです。」[2]

ナイチンゲールは、患者にとっての音（騒音）を次のように述べている。

①断続的な音、突然の鋭い音は、連続的な音よりもはるかに大きな影響を及ぼす。

②患者の不安をかきたてる音、医師や看護師が病床訪問した後、ドアの外で身内にひそひそと話すこと。

③病室内でのひそひそ話、廊下での立ち話

④わざとらしい声での会話

⑤看護師の足音、靴の音、金属のガチャガチャする音、ドアの開閉する音

これ以上にも限りなく例示できることが問題である。少なくとも看護師自身が音（騒音）のもとになることは本人自身が気がついていないことが多く、そのこと自体、罪になると思われる。患者に騒音の害を与えることのないように心して行動しなくてはならない。

また、患者への対応についていくつかの注意点をあげている。それは、患者への話しかけ方については、患者の背後や遠くから、あるいはドア越しに話しかけてはならないこと、患者が何かしている時、話しかけないこと、突然に話しかけて患者の思考を中断させてはならないこと、患者との会話は顔が見える位置に座って行うなどである。

この他にも、病人を急がせたり、うるさく騒ぎたてることも病人に害を与えることになる、ことや患者から聞いた伝言や依頼を繰り返して言わせることは決してあってはならない等、現代においても看護師が日常業務の中で落ち入りがちなポイントをあげている。

最後に、本来音楽は健康人にとっては活力を与えてくれるが、活力が衰えている病人にとっての音楽は、喜びを与え無力感や苛立ちを取り去ってくれるものであることや、本などの読み聞かせは病人をいたわる行為であり是非勧めることでもある等のナイチンゲールの思いも伝わってくる

以上から整理すると不必要な音や心に何か予感を抱かせる音は、患者にとって害を与える音（騒音）であること、では、騒音となる音にはどんな害があるのか？を取りあげその騒音となる音を取り除いて快適な環境を整えていくことが看護師の役割であると述べている。つまりそれは、生命力の消耗を最少にするようにすべてを適切に整えることである。

文献

1）フローレンス・ナイチンゲール　小林章夫他訳：看護覚え書、うぶすな書房　p73　2015

2）同上　p73

（2）研究会における討論・学び・気づき

＊病棟やナースステーションでの音

- 三交代の申送り時の看護師の声、看護師が出入りする際の靴音、ドアの開閉の音、笑い声など特に夜間であるのに気にしない看護師に腹立たしい思いをすることも度々ある。
- ワゴン車のきしむ音、金属のぶつかり合う音など神経にひびく不快な音がかなりある。
- 無意識に廊下を歩く看護師の足音が、患者に悪影響を及ぼしていることなど考えていない看護師がいる。これは看護師が特に気を遣わなくてはならないことである。
- 在宅看護の場合で、いつも訪問していてなれ親しんだ人の声や音は騒音にならないが、外部のよく知らない人の声や音は違和感をもったり不安をかきたてる音になっていく傾向にある。

＊不安をかきたてる音

- 医師が患者家族と患者の病状に関して行う会話は、患者を不安にすることが理解できた。
- 看護師が患者のケアについて家族とする会話は、患者にとってはどんな行為をされるのかと思い、不安になることがうかがえた。

＊その他

- 健康な人と病人では感じる音が異なることを知ったので、意識して仕事したい。
- マスクをしている看護師がいるが表情が見えないとか言葉が聞こえにくい等の問題もある。

（3）研究会における学び・感想

「患者が聞いている音の意味」

小島　唯

　「看護覚え書」の「音」の章で私が特に心に残ったのは、「会話をしていた時の患者の言動や様子だけで、決して状態を判断してはなりません」、「病室への出入りは素早く行うことです」という言葉です。3年生での領域別実習を終えて再度ナイチンゲールの「看護覚え書」を読むと、実習中の自分を振り返り考えることができました。そして、今後自分が目指す看護師像を描くきっかけになりました。3年生の領域実習で、患者の昼の様子だけではなく、自分が帰った後の夜の様子、睡眠や休息が取れているか、といった情報を収集する必要があることを学びました。自分が患者に会っていないときの様子も把握することで、患者の状況をより理解して看護することにつながるためです。たとえ患者が楽しそうに会話をしていても、リハビリで疲れていることもあり、看護師には客観的に患者を見る眼が必要なのだと思いました。ベッドサイドで患者と話す場合には、その患者にとって疲労につながらないかを考慮し、聴いたことを患者の看護に活かせるようにしたいと考えました。また、病室には明確な目的をもって行き、不必要に長居しないことが大切であることも学

びました。ナイチンゲールは、「優柔不断は、すべての患者が最も恐れるものです」とも述べています。この言葉から、訪室時にはそこで行うことをはっきりさせておく必要があると再認識できました。

「音」の章を振り返り、普段見落としがちなあらゆる音について看護の視点から捉えることができました。衝撃を伴う音や摩擦音、鍵のガチャガチャなる音などが、病気を患っている人にとって健康な人が感じる以上に苦痛になる、と分かりました。病棟での実習では、ドアを開ける音、多床室でカーテン越しに聞こえる話し声、他人のナースコールの音などがよく耳に入ってきました。入院生活をしている人にとって、そのような音が不安をあおったり、ストレスになったりすることが想像できます。現代の看護師の業務の中で、ワゴンの移動や器具を使用するときなど、音に注意すべき場面が考えられました。自分自身の体験では、演習や実習で患者のベッド柵を立てたり外したりするときに、ガタガタと大きな音を立ててしまったことがあります。ケアの中で出してしまう大きな音がベッドで寝ている患者にとって苦痛になることを考え、意識することが大切だと「看護覚え書」から学びました。私は、突然の驚かせる音や大きな音を出さないようにし、患者の立場で考えられる看護師でありたいと思います。一方、患者に悪影響を及ぼす音は物理的現象にとどまらないことを、ナイチンゲールは示しています。彼女は、患者がドアの向こうからの囁き声を聞かぬよう努力したり聞き耳を立てたりして「自分のことを話しているのでは」という不安を抱く、見えない場所から聞こえる声や音が患者にとってストレスになると述べています。相手が戸惑って起こす不必要な仕草やわざとらしさ、患者が周囲に気を遣ったり我慢したりする状況が、耳から入る好ましくない音のように、患者の回復を妨げる可能性があると学びました。私は看護師として働く上で、あらゆる現象がそれぞれの患者にどのような影響を及ぼすのかを考え、音に対する意識を忘れないようにしたいと思います。

9．第5章　変化（第7回例会の活動内容）
（1）研修内容

ナイチンゲールは単調な入院生活の中で「変化」がないことが、患者の心身の消耗につながることに着目し、重要性を述べている。ナイチンゲールは、人間は常に変動する環境と相互作用し、変化しながら、恒常性を保っている生命体であり、変動する日常生活の中で変化していく存在であることや、自然が最も働きかけやすい状態に病人を置くことで、修復過程を促すことにつながる等を大前提にしているからである。

この章の冒頭の言葉「1部屋か2部屋の中に長い間閉じ込められ、同じ壁や同じ天井、同じ部屋の風景を毎日見て暮らすことで病人の神経がどんなに参ってしまうのかは、年老いた看護師か長患いの病人でなければ、とても想像がつかないでしょう」[1]

つまり毎日、変化のない病室で暮らすことは患者にとっていかに心身ともに消耗につながるか

がうかがえる。ナイチンゲールは例として朗らかな患者の大部分は、苦痛に悩む患者であっても1つの部屋に閉じ込められていない場合は、何らかの変化があり楽しむことができる。しかし、意気消沈している患者の大部分は、長期にわたって単調な環境を強いられてきたと思われると述べている。いかに単調な環境が心身を消耗させ回復を遅らせるかを示す例である。

　また、美しいものや身の回りのものの変化、特に鮮やかな色彩や形は病人に及ぼす効果が大きく、これらは、まさに回復への鍵となる。こうしたものを患者は渇望するものであるが、それは一般に「気まぐれ」であるといわれる。しかし、この「気まぐれ」が患者の回復に何が必要であるかを示す有用な指摘になっている場合が多い。しかし、もし看護師が患者のこの「気まぐれ」をよく観察すれば、患者が回復するための助けになるはずだといい、ナイチンゲール自身も香りも甘い野花の花束が届いて以来回復に弾みがついた、と体験を述べているくらいである。

　しかも、よくこのような効果は部分的なものにすぎないと言われるものの効果は身体に及ぶのは確かなことである。患者の目に映るものの形の変化や鮮やかな色彩は患者の病気回復への手段になっていることは明らかである。但し、変化はゆっくりとした変化でなければならない。

　また、一般的によく言われることに病院に置かれる切り花や鉢植えの植物は健康によくないので、病室に置いてはいけないということである。しかし、植物は二酸化炭素を吸収し、酸素を放出するので好ましいものであり、切り花も水を分解して酸素を発散するので病室に合っている。ただ、百合のような香りが神経系の機能を下げるといわれる花々もあるが、それらは匂いで識別でき避けることができるとナイチンゲールは述べている。

　確かに現代では、病院によっては切り花や鉢植えの植物が禁止となっている例もある。このような病院の売店では、生花の代わりに造花やプリサーブド・フラワー（Preserved Flower）の花などが売られている。しかし、どちらかといえば日常生活の中で造花を飾る習慣の少ない日本人にとって、見舞いに造花をいただくことに違和感を感じるのは私だけであろうか。ナイチンゲールの言葉に耳を傾け、患者にとって花や植物の意味について検討する必要性を感じている。

　さて、ここで身体の心に与える影響についても検討したい。

　既に身体が心に与える影響については多くの書物が書かれているが、看護師はもっと関心をもつ必要がある。健康な人は、さまざまな不安や心配事があっても自由に相手や場所を変えて行動することが可能である。しかし、寝たきり老人など変化が味わえない患者にとっては限られた病室の中で不安や心配事が限りなく広がり、変化という外からの手助けがないと、自分の思考を変えることが困難である。つまり、看護師が患者の思考に変化を持たせるような手助けが必要なのである。患者を気分転換させるための身の回りの変化をつけること。例えば、患者が窓の外の景色が眺められるようにベッドの位置を変えることや何らかの変化を与えるような工夫が必要である。

　最後に、患者の自制心について触れたい。

　健康な人は、病人がもう少し「自制心」を働かせれば、病気の悪化やさまざまな苦悩を軽くする

ことができると思いがちであるが、それは間違いだとナイチンゲールは断言する。礼儀正しい病人は、例外なく「一日中休みなく大変な自制心を働かせている」[2]というのである。例えば、病室の周辺で起こる足音や頭をよぎる全ての思いが苦痛であるにもかかわらず、患者は、不快な表情で意地悪い言葉を口にしないのは、自制心を働かせているからだと言う。1日中自制心を働かせて生活している患者を思いやることの大切さを痛感する。

　看護師として、患者に過度な自制心を働かせることを避けることはいうまでもない。

　患者に美しい景色を見せたり、花や植物など病室に適切な変化をもたせたり、可能な人は散歩や日光に当たる機会を作るように配慮することや、軽い針仕事やちょっとした書き物をするなど、患者が楽しめるいろいろな変化を与えることで患者の気持ちを和らげ、慰めとなる工夫をしていく必要を感じるものである。

文献
1) フローレンス・ナイチンゲール　小林章夫他訳：看護覚え書　うぶすな書房　p95　2015
2) 同上　p101

(2) 研究会における討論・学び・気づき
・看護学生の実習で寝たきり患者に変化を与えようとして、雪だるまを持っていき喜ばれた。
・「葉っぱのフレディ」の中で表現されているように季節によって木の葉は変わっていくことに気づかせるのもひとつの変化だと思う。
・患者の「気まぐれ」にどのようにつきあっているのかが知りたい。
・「気まぐれ」は良い兆候であると思うので切り捨てないでほしい。

(3) 研究会における学び・感想

第5章　変化〜「ナイチンゲール看護研究会・滋賀」に参加して〜

大塚　聖子

　「1部屋か2部屋の中に長い間閉じ込められ、同じ壁や同じ天井、同じ部屋の風景を毎日見て暮らすことで、病人の神経がどんなに参ってしまうか」と冒頭が始まるこの章で、新卒で配属された時に出会った精神科の個室隔離の患者さんを思い出しました。精神科においては、興奮状態になっておられると刺激を減らすために個室隔離をする必要があり、治療には必要なことです。ですが、興奮状態にありながらも、この患者さんの言った一言が今も記憶に残っています。「こんな所に閉じ込めて、私、囚人と違う！！」と叫ばれました。確かにそうです。精神科の治療の一環とはいえ、

本来は受けるはずのない対応だということを認識しなくてはいけないのだと思います。その言葉を聞いた時、先輩看護師からの助言で、私は散歩に連れ出しました。久々に外の空気を吸い、その方はとてもよい表情で「気持ちいいわ」と言われた言葉はこれが回復への一歩でもあるのだと、改めて思い返します。

　序章の冒頭にある「病気は修復過程である」とあるように、その修復過程をどのように、最大限活かせるかは看護の力にかかっているように思います。回復の手段が変化だとナイチンゲールは言っていますが、何も病院に限ったことではないと思います。私は現在、高齢者のデーサービスセンターで勤務していますが、季節に合わせて花を持参してくださる利用者がおられ、それによって他の方も会話が弾むようになります。殺風景な壁には季節感を彩った壁画を利用者さんと会話しながら製作をしています。レクリエーションでは秋には運動会を、正月前後には餅つきを、彼岸には牡丹餅（おはぎ）つくりなど、様々な季節に合わせた活動を取り入れます。どこの高齢者施設でも同様のことが行われていることなのでしょうが、ただデイサービスに行くのではなく、季節を感じることも変化に当てはまるのではないかと考えます。要介護度を上げないためにはどうすればいいかを考える一助にもなると思います。ただ、高齢者の施設ではこのような活動は介護士が主になり、看護の役割は？と問われると、難しくなります。ですが、製作では、ただ作業を行うのではなく、手先のリハビリとして考えた作品を提案することもできるでしょう。体を使ったレクリエーションは、体全体のリハビリにつながるでしょう。牡丹餅（おはぎ）つくりは食事形態や食事制限にも考慮しなくてはなりません。このように考えていくと、病院での看護にも同様のことが考えられ、病院でも応用が効いていき、いろいろな方策（看護計画）が立てていけるように思います。

　私は、看護師としての経験は少なく、結婚・出産で仕事としての看護を離れることが長く、ブランクに対する焦りと劣等感があります。このままでいいのだろうか、といつも思っていた中で、この看護研究会に出会い、参加させていただくことができました。改めて「看護覚え書」を読み、ナイチンゲールのすばらしさを感じることができました。また、まだまだ勉強不足であると痛感しました。

　「看護覚え書」には何度も環境調整に関する内容が出てきました。病人（患者）あるいは、人間にとって、環境調整がいかに重要であるかを伝えてくれているものでもあると思いました。その環境調整は、その人がどのような変化を求めているかを注意深く観察しなくては意味のないものになってしまうのだと思います。

　看護師としての私は今後どう変化するかはまだわかりませんが、看護の学びをこれからも続けつつ、看護で出会う人との喜びや笑いを大切にしていきたいと思っています。

10. 第6章　食事（第8回例会の活動内容）
（1）研修内容

　食事は人間が生きていく上で、きわめて重要な要素である。看護師は患者がどんな食物を取り入れているのか、食生活が自立しているか否か、取り入れた後の消化・吸収のことや食を楽しむ認識の満足感があったかなど一連の機能を観察できなければならない。ナイチンゲールはこの章の冒頭に次のように述べている。「注意深く病人を観察している人なら誰でも、食物は豊富であるにもかかわらず、患者が食物を摂取できる食事への取り組みが不十分なために何万何千という患者が飢餓状態に陥っていることに同情して下さると思います。この取り組みの不十分さは患者に全く不可能なことを迫っている人々の側にも、完全にやれるはずのことに少しも努力しようとしない患者自身の側に共に顕著に見られます」[1]。

　取り入れる食物は豊富であるのに食事法の取り組みが不十分なために多くの患者が栄養物を摂取できないために栄養不足となり、さまざまな健康上の危機にさらされている状況があるというのである。例えばこんな事例があった。術後、ようやく食事がでることを楽しみにしていた患者に流動食が出された。ところが配膳した看護師は患者が一人では摂取できない状態であるのに、サイドテーブルの上に配膳したまま、患者自身が食べれるための手立てをしないままに立ち去った。当然患者は流動物を摂取できなかった。その後、下膳に来た看護師は「食べられなかったんですね」とお膳をさげてしまった。これは患者の今の状況を十分に把握できず、援助できなかった失敗例であるが、看護師として許されることではない。看護師は配膳、下膳のロボットではない、ナイチンゲールはこう言っている。「もしも看護師が知的存在なら、そして患者の食膳を上げ下げするだけの役でないなら、こういうことにその知力を働かせてほしいものです」[2]。食事がその人にとってどれ丈の意味があることなのかを、よく考えてほしいと怒りをおぼえる例であった。ナイチンゲールは食事法の取り組みが不十分であることは、看護師の側にも患者側にもよく見られると述べている。この事例でも患者自身も、ひと言「準備して頂かないと食べれません」と言っていたら、この失敗の収拾をもっと早くに出来たと思うが、心身ともに手術で疲れきっている患者に、そこまで求めることは出来ない。看護師としては決して起こしてはいけない例である。

　また、食事の与え方についてナイチンゲールは、細やかにこのように述べている。「患者に3時間毎に流動物を与える指示があったものの、患者はそれを受け付けず、摂れない場合、1時間毎に大さじ一杯ずつ与えてみる。それでも無理であれば、15分毎に小さじ一杯ずつ与えてみるとよいと述べている。確かに一度に1回分の食事を見せられると患者は食べれなくなることがある。そんな時に分割して食べれると思える量を見せ食べさせることが大切で、その量が食べれたらもう少し追加して与えるなどの工夫で食事がとれるようになるものである。ナイチンゲールの指摘の見事さと細やかな配慮と工夫に感心させられる。さらに、衰弱の激しい患者には、数分の食事時間のズレがしばしば命とりになるともいう。患者を更に消耗させないためにも患者の食事には十分な注意を払いたいものである。

ナイチンゲールが食事についてあげていることは次の点である
① 他の人の食事を見せたり臭いを嗅がせたりしない
② 一度に患者が食べられる分量以上の食物を見せない
③ 食物の話を聞かせたりしない
④ 調理前の材料を見せたりしない
⑤ 患者が手をつけなかった食事→患者側にずっと置いておかない!!
　・患者の食欲を完全に奪う（看護師の無知が食欲を無くす）
　・食事摂取に関係なく決められた時間に配膳し、下膳する
⑥ 観察によって患者が食べられそうな時間帯を見つけ食事させるべきで、それが看護師の役割である。
⑦ 患者の意識がなくても患者の目の前で付添人が食事をすることで、患者の食物摂取力が落ちる。
⑧ 食事の時は、患者を一人にしておく方が良い
⑨ 食事介助中は、患者にしゃべらせたり話しかけはしない。
⑩ 療養中も仕事を続ける患者の場合の原則
　・食事中には患者に話しかけない
　・食事中に仕事を持ち込んだりしない
　・食事前までの面白い話題でも食事中まで話し続けないこと
　・食事中にせき立てられる思いをさせない（食直後の約束時間を設定しない）
⑪ 酸っぱくなった牛乳、味のおかしくなった肉・スープ、腐った卵、生煮えの野菜など患者に出してはいけない
　患者の食事摂取力は、以上の原則が守られるか否かにかかっている
　病人食の質については十二分に注意すること

　病人にとって食事は、病気を回復させるための重要な要素である。しかし、病院で出される食事は、患者にとって必ずしも美味しいとはいえないと聞く。自分の好みとは関係なくその人の病状と栄養を重視して献立が立てられ調理される。栄養的には十分と言えてもそれは、患者の食事摂取量によって十分とは言い切れない状況もある。そうしたさまざまな健康状態にある患者が、少しでも美味しく食べられるように配慮、工夫することこそ看護師の重要な役割である。

文献
　1）フローレンス・ナイチンゲール　小林章夫他訳：看護覚え書　うぶすな書房　p103　2015
　2）同上　p109

（2）研究会における討論・学び・気づき

- 先日一人の患者に対して食事を待たせた挙句、患者の食事介助が抜けてしまった。夕食の時間帯のことで1名の看護師が対応していたが、医師の病状の説明に立ち会うため、他のメンバーに依頼した。その依頼がうまく伝わらず眠前になって食事介助をしていなかったことに気づいた。その時患者は「食事はいらない」と言った。水分の摂取を促し、翌日の朝食は一番に介助することになった。長時間食事を待っていた患者に対して申し訳なかった。もっと人の食事に関心を持つことが大切であると痛感した。
- 透析患者は飲食が体重に反映する。「食べてはいけない」ことにどう寄り添っていくのか。食べることだけが楽しみという患者の援助をどのようにしていくのか。また、嚥下困難がある患者には、とろみをつける。とろみにも濃い、中、薄いといった具合にとろみの程度がある。いずれも、患者の個別性に合わせ援助することが大切であると思った。
- ホスピスに10年勤務した。ホスピスでは、看取りの間際まで患者は食事をする。患者とスタッフが一緒に野菜作りをした。畑を中心に人が集まり、食事が喉を通らない患者が新鮮なプチトマトが食べられたことがあった。この場面で、環境を整えることは大切であることを学んだ。
- 一般病棟の看護師は時間に追われる。食事の援助をしながら早く食事を終わらせて次の仕事へといった状況である。しかし、食事は治療的側面としても楽しみなことでもある。そのことを忘れずに対象を理解する必要がある。
- 食とは単に栄養ではなく食事（taking food）であることの意味が理解できた。

（3）研究会における学び・感想

「第6章　食事の研究会に参加して感じたこと」

高野　真由美

　食事とは、基本的には、栄養、人間が生命を維持し活動し成長するために必要な栄養素をとる行為です。けれど、「栄養を取るために」とはいうものの実際に私たちは、栄養の摂取のためだけでなく、家族や仲間たちと一緒に満たされた時間を和やかに過ごすため、分かち合いを実感するため、料理を作ってくれた人の愛を実感するため等、様々な目的や意味を込めつつ食事をしています。

　私の勤務している病院は、療養のベッド数も多く、入院生活が長期化している現状があります。入院患者様のほとんどが、日中をベッド上ですごされており、配膳に伺うと「またご飯？食べてばっかりでちょっともお腹すいてないのに……」「魚ばっかりもうあきあき……」「なんやらわからん」などという言葉をよく耳にします。

　「わぁー、おいしそう」と聞かれるのは季節の行事食の時くらいでしょうか。病院の食事は、日

数でメニューがまわっています。食器もトレーも同じで、割れない素材でできているため、味気ないものになっています。長期入院患者様にとっては、またこれかという思いもあるのかもしれません。私なら、3口程で食べられると思うくらいの量を、かなりの時間をかけておいしくなさそうに口に運ばれている姿も見ることがあります。食事を楽しむというより、苦痛といった表情をして食べておられる方もいます。

　私たちは、日常をあたりまえであるかのように幸せに気付かず過してしまいがちです。朝に目が覚めて、働くことができ、人とコミュニケーションをとり、悩み、あるいは達成事も日常生活の一場面であるはずですが、衣食住、排泄も含め同じベッドの上で、ほぼ動くことなく時間がくれば空腹に関係なく起こされて、食べたくないものでも運ばれてきたものを食べる。自分で食べられる人は、自分の食べたい食べ方で食べることができるけれど、介助のいる方は、食べたい順番も言えず口に運ばれるまま食べるしかない、これでは、楽しみどころではありません。残したい日もあるけれど、自分の食べたお皿を見られ、残っていると何故食べないのかとその都度言われると考えると、楽しみの時間とは程遠いように思えます。私たちは、苦しんでいる患者様をさらに苦しませることのないように注意深く考え、言葉を発し量ではない楽しく食べられる食事の質について、皆で知恵を出し合い話し合い実践していく必要があると感じました。

　今回の学びで、ポイント7「もしも看護師が知的存在なら、そして患者の食膳を上げ下げするだけの役でないなら、こういうことにその知力を働かせてほしいものです」とあり、知力に、忍耐、工夫・観察が大切であると教えていただきました。

　食事一点に、着眼するのではなく、患者様をとりまく環境から食を考えていく大切さを今一度考えさせられました。食事がとれる口腔内の環境、部屋の明るさ、澄んだ空気、病状、騒音、姿勢、暖かさに十分配慮しておいしく楽しく少しでも食べていただけるよう整えていきたいと思います。

　私が学生のころ、学内実習で自分が作ってきたお弁当を、目隠しをして友達に食事介助で食べさせてもらうという実習がありました。自分が作ったお弁当を見られる事ですらはずかしいのに、介助で自分が咀嚼している口元を見られていると思うはずかしさ。ゆっくり食べたいけれどあまり時間をかけては申し訳ないのではないかという思い、味わうどころか、その時間が早くおわってほしいと思っていたことを今でも思い出されます。衝撃的な実習でしたが、それには全くおよびませんが、あの体験からほんの少しだけ患者様の気持ちが見えたように思いました。

　今回の、研究会に参加させていただけたことで、今一度、食事について考えることができました。この学びを心に留め、質のいい食事を摂っていただくためにも、現場で皆と一緒に食事について話し合ってみたいと思いました。

11. 第7章 どんな食事を与えるか（第9回例会の活動内容）
（1）研修内容
　ナイチンゲールは病人の世話を担当する女性の多くに見られる病人食のよくある誤りについて次のように述べている。

＊病人食についてのよくある誤り
・牛角スープは、どんな食物よりも栄養価が高いと信じ込んでいる。
・卵1個が肉1ポンド（約453.6g）の栄養に匹敵すると思いこんでいる。
・患者が肉を食べられるまで回復したら、肉を与えることが回復への必須条件であると考えられている向きがある（肉ばかりで野菜を摂らない）
　それでは望ましい食事にはどのようなものがあるかについて次の点をあげている

＊望ましい食事
・葛湯よりも小麦粉の使用が望ましい。葛湯は澱粉と水だが小麦粉は栄養価が高く発酵しない
・バターは動物性脂肪で牛乳の栄養素には欠けているが、食品価値やパン摂取量を増やす上でも重要。牛乳と乳製品は病人食では最もすぐれている。
・小麦粉、からす麦、ひき割からす麦、大麦などは葛湯より勝っている。
・チーズは病人にとってあまり消化の良いものではないが、消耗を補うには完璧な栄養食品である。
・生の牛乳は、価値ある食品だが、変質、酸敗すると有害食品になる。

＊食品の栄養分と患者については次のようである
　「各種の食品に含まれる「実質栄養分」の量に基づいて食事の基準を定めようとする時、患者にとって消耗の回復に何が必要なのか、患者の食べられるものは何か、また、食べられないものは何かということが、いつも見落とされます」[1)]
・「栄養成分表」と患者の食事摂取量との関係を考えなければならない
・その患者の回復のために何が必要か、患者の食べられるものと食べられないもの等病人食（特に制限食）との関係は重要なことであるのによく見落とされることは大きな問題である。

＊食品についてナイチンゲールがあげているもの
・砂糖：炭素の純度が高いので栄養価の高い食品の1つである。しかし、多くの病人は甘いものを好まない。
・甘いプリン・甘い飲み物：病人にはたまらなく嫌いなもの
・ゼリー：栄養価が低いのに栄養があるように患者に与えるのは愚かな極みである。看護師や病人の家族は気に入っているが、望ましくない。
・牛乳スープ：病気の時は有用な栄養食であるが、たんぱく質の含有量が極めて少ない。他の栄養物に牛乳スープを加えると食品に栄養効果が増大する。

・コーヒー・紅茶：患者の興奮を高め不眠の原因になるので午後5時以降に与えてはならない。
・ココア：元気回復の効力はなく、身体の脂肪を増やすだけなので望ましくない。

　ナイチンゲールは、化学は「炭水化物」「蛋白質」の含有量を示してくれるものの病人の食事に関しては何の見識もなく観察こそが病人の食事を決定するものであると述べている。つまり、栄養成分表を眺めて食品を選択するが、最大の問題は食品のその成分をどれだけ消化吸収できるかにかかっており、化学ではなく患者の胃の声に耳を傾けることによって決まってくるものである。患者にとって呼吸する空気に次いで大切なものであるので、看護師も病人食に対する正しい姿勢が求められているのである。ナイチンゲールは、看護師は食事が患者に与えている影響を注意深く観察して医師に報告することが重要な看護師の任務であると述べている。

　どんな食事を与えるかについてナイチンゲールの考えをみてきたが、最後に看護師の間で見られる誤りについて耳を傾けたい。それは患者に出す飲み物の量についての事である。紅茶や牛乳スープ、葛湯や牛乳などを湯でうすめて増量して与えても栄養や元気回復の効果は増大せず、むしろ患者に消化の負担をかけてしまい、患者の回復力にも悪影響を及ぼすことになる。第一患者は増量された飲みものを飲みきれない。飲みものの濃度を判断し、患者が飲みきれないような量を与えないようにするためには、綿密な観察と注意が必要であると示している。看護師は患者の今の状態に合わせて、どんな食物を与えることが望ましいのかをよく観察し、その情報に基づいて与える時の配慮・工夫をしながら援助していくことである。ここで再度、患者にどんな食物を与えるのかを検討したいものである。

文献
1）フローレンス・ナイチンゲール　小林章夫他訳：看護覚え書　うぶすな書房　p105　2015

（2）研究会における討論・学び・気づき
・確かに食品成分表から病人食の栄養分を考えているところがあるが、どんなものをどれだけ摂取したかが問題であることを再認識した。
・入院している患者が、どのような飲み物をとっているのか把握していない。紅茶・コーヒー、濃いお茶など不眠につながる飲み物には配慮する必要があると思えた。
・ナイチンゲールの指摘のように、食品について誤った考え方をしている点もあると思う。一般論に頼らず、確認する必要を感じた。
・病人食（制限食）で、患者の好き嫌いに対してどのように対応できるか栄養士と相談したいと考えている。
・食品は調理の工夫によって嫌いなものも食べられるようになることがある。
　例えば、ピーマンの嫌いな人に対して、ピーマンを細かく刻んで何かと混ぜる等の工夫で食べ

ことが出来たこともあった。工夫とチャレンジが必要だと思った。
・看護師は食について呼吸する空気に対すると同様に最大の関心をもち綿密な観察と注意をもって患者に対応する必要性を感じた。ナイチンゲールの言葉が心に響いた。

（3）研究会における学び・感想

「第6章・第7章　食事の大切さを痛感して」

桶河　華代

　ナイチンゲールは「看護覚え書」の第6章で「食事」について述べたあとで、第7章「どんな食べ物を与えるか」という章を立てるほど、食事が重要であると述べる。そして、「病人の世話を受け持つ女性たちの間で非常に多く見られる病人の食事に関する誤解を、まずいくつか述べておきたいと思います」[1] と食事の内容を詳細に説明している。ここでも、看護師が注意深く観察することの重要性を繰り返し論じている。具体的には、牛肉スープや野菜、牛乳、甘いもの、ゼリー、パンをはじめとしてコーヒーや紅茶、ココアにまで、患者の状態に合わせて時期や量、嗜好に合わせて、患者の声に耳を傾けることこそが大切だという。

　わたしは、この章を読み解くなかで、初回のDVD「ナイチンゲール『看護覚え書』より　病気は回復過程である」に出演していた辰巳芳子さんを思い出した。辰巳さんは、ナイチンゲール同様に食に対する意識の強さをもっていた。特に「スープを医療制度に取り組んでほしい」と願う辰巳さんの思いがあり、「いのちのスープ運動」を20年来続けているとのことである。映像を思い出すと、辰巳さんが川嶋みどりさんに作っている「沖縄のぬちぐすい（命の薬）」がある。かつおぶしに醤油か味噌を加えてお湯を注ぐだけであるが、実際に作って飲んでみると、なんともいえない懐かしい味であった。その懐かしい味から、母親が作る「かす汁」が思い出された。母親の「かす汁」の具は、出汁をとり、大根、白菜、人参、油揚げ、里芋等で、メインは鮭であった。結婚して、義母のかす汁は、野菜は同じであるが、鮭でなく豚肉がメインであった。毎月通う美容師さんのメインは鶏肉だという。

　このように、1つの料理をとっても、味付けが違うだけでなくメインに使う具材も違うのである。しかし、病院の食事は、栄養バランスやカロリー、塩分は考えられているが、そういった具材や味付けはどうなっているのか、考えられていない。看護師でさえも、主食1/2とか副食1/3といった食べた量だけをチェックしている。病院の調理師である弟に最近の病院食について聞いてみると、現在は病院の食事は、調理はだれがしたのか、残った量や患者の反応をみて、きっちり評価し、担当者の振り返りや内容、味付け、配膳時間、食器の質までも考えているという。また、通所介護（デイサービス）においては、本来、家族の介護負担のために昼食や入浴目的で通っている利用者が多

い。しかし、そのなかでも、美味しい食事を提供しているところは、人気があり、利用者も楽しみで通っているという。

このように、患者や利用者が何を食べているか、どんな献立を楽しみにしているか、看護職として観察することが重要で、量にだけこだわるのではなく、患者の背景も考えてどんな食事を与えるかについて、考える必要がある。

文献
1）フローレンス・ナイチンゲール　小林章夫他訳：看護覚え書　うぶすな書房　p113　2015

12．第8章　ベッドと寝具類（第9回例会の活動内容）
（1）研修内容

この章ではベッドや寝具類について寝たきりあるいは寝たきりに近い状態の患者に焦点を当てて述べている。

まず冒頭にあげている記述が内容を現わしている。

「発熱は、一般には熱病の症状だと考えられているが、9割がたは寝具のせいで起きる症状です」[1]と述べ、その理由に「患者は、何日間も何週間も空気を通していない寝具類にしみこんだ自分自身の発散物を再吸収し続けてきたからです。この他に原因は考えられるでしょうか？」[2]というのである。

確かに発熱となると私達看護職は、何らかの感染を起こしているのではないかと疑い、身体状態を観察する。バイタルを測定し、何らかの原因を考えていく。その時に寝具類が原因ではないかと考える看護職はどの位いるであろうか？ナイチンゲールは発熱の9割は寝具のせいで起こると断言しているとおり、私は冷静に自分を内省した。ナイチンゲールの言うように何週間も空気も通さず日光にも当てず、自分の発散物を吸収した寝具に包まれて日々を暮らしている患者の状態を知るべきであると。患者の寝具類のそこまで思い及ばなかった。

こんな状態では「病床環境を整える」と当り前の言葉として使っているが、患者をめぐる環境についてよく分かっていなかったといえるのではなかろうか？

ただナイチンゲールの発熱の9割は寝具類から来ているが、この他に原因は考えられるか？の問いかけにさまざまな環境要因である室温や湿度の問題、患者の体力の問題などに自然治癒力との関係も影響するのではないかと思ったものの、それは寝具類以外の1割の中の原因なのかもしれないと捉えなおした。

患者にとって24時間触れている生活の基本となる寝具類に着目し、風や日光に当てることで快適な生活の一歩となることを看護職としても再考する必要を強く感じたナイチンゲールの言葉である。また、健康人では肺や皮膚から多くの水分を発散するが、その中には有機物が多量に含まれて

いる。しかし、病人の場合はこの水分量が著しく増加することが多いので、有害度が高くなることを考えると、この水分がどうなるのかを考えるべきである。この水分のほとんどは寝具類に吸収されて臭気を発散することにもなる。

　では、どのようにすればいいのか？ナイチンゲールはいくつかのことを挙げている。
　①身体の清拭の後、患者に着せる寝衣が元のものを使う場合は湿気を帯びているので、寝衣を火に当てて暖める必要がある。この方法によって湿気を除去でき空気を通すことができる。
　②シーツ交換も単に交換するだけではなく全体に空気を通すような方法で行なう。
　③ベッドを2台用意し、各々のベッドに患者を12時間交替で寝かせ、シーツを病人と一緒に移さず使用しないベッドの寝具類はすべて取り除いて空気を入れる。
　①②ともに気づかない看護師が多いと述べている。

　ベッドや寝具類についてのナイチンゲールの考えは次のようである。まず、ベッドについては次の点をあげている。
・ベッドは、鉄製のばねの付いたベッド枠が最良である。
・また、ベッドの幅は広いほうが良いと思われているがほどほどにする。
・ベッドの高さは高すぎても広すぎてもいけない。ベッドが高いと患者は天井や壁が自分に迫ってきて、床と天井にはさまれて、まるでサンドイッチになるのではないかと恐怖感を感じることになる。
・部屋の窓が天井よりはるかに下にある場合も良くない。外からの新鮮な空気は患者の頭の上を通ることになり患者の修復過程をだいなしにしてしまう。
・ベッドはソファーより高くしないこと。ソファーより高いと患者がベッドへ出入りするのに伴う疲労度が大きくなる。
・患者のベッドは部屋の中で一番明るい場所に置く（窓から外が見えるようにするため）。
・カーテンつきの四柱式ベッドは健康人にも、病人にも望ましくない。

　次に寝具類については
・夜具は、軽いウィトニー毛布が望ましい。
・重くて通気性のない布団は、患者からの発散物を留めるのでよくない。

　枕については
・呼吸困難を伴う患者では胸部から体重を支えるという負担を除く目的で、枕をあてがうべきである。つまり、呼吸器官の下方にある背部を支え、肩が落ち込めるゆとりを作って、頭部を前に突き出させることもなく支えるためのものであると述べている。

　病人の椅子については
・背もたれと足載せ台が付き、詰め物がしっかりした普通の低い肘掛椅子が望ましい。（患者の身体をできる限り多くの位置で支えることのできるのが必須条件）

以上のように病人にとってのベッドと寝具類には特に注意や配慮が必要なのである。ナイチンゲールの「病人にとっての睡眠がいかに重要で、安眠をもたらす寝心地の良いベッドの用意がどれほど必要かを考えるなら、看護師の役割の肝心かなめの部分を、他の誰に任せられるでしょう」[3]の言葉が全てを表現している。看護師は患者のベッドと寝具については他の誰に任せるというのではなく自分自身の手で行なうことが看護師の重要な役割であると述べているのである。

文献
1 ）フローレンス・ナイチンゲール　小林章夫他訳：看護覚え書　うぶすな書房　p127　2015
2 ）同上　p127
3 ）同上　p133

（2）研究会における討論・学び・気づき

・健康な人にとってもベッドや寝具類は大切なものであるが、病人にとっては24時間を過ごすベッドなので、はるかに重要なものであることを再認識した。
・寝具類は汗やその他有機物を吸いこんでいる。風や日光に当てる必要性がよく分った。
・ある大学の寮で、北側にある部屋の住人の何人かが肺結核にかかっていることが判明した。状況を調査すると換気の不十分さと日光不足、寝具類を日光に当てることもない生活が浮きぼりにされた。健康的な生活の大事さを感じた例である。
・ベッドは部屋の一番明るい所に配置する必要性が分かった。特に病人の場合は、窓の外が眺められ気分転換になることからもそうすべきだと思えた。病棟では4人部屋になると窓側と廊下側になる患者では気分が違うと訴えられることが多く、ベッドが空いたらできる限り窓側に換えられるように努めている。

（3）研究会における学び・感想

「ベッドと寝具類：研究会における学び・感想」

平木　聡美

ナイチンゲールは、寝たきりの病人あるいはそれに近い病人の場合において、「発熱は寝具類からくる一つの症状である」と述べている。そして、「何日も何週間も空気を通さない寝具類にくるまってきた患者は、そこにしみ込んだ自分の身体からの発散物を、繰り返し再吸収してきたのである」と、病院のベッドや寝具類の不潔さを指摘している。
　入院生活を送っている寝たきりの患者の多くは、24時間ベッドの上で過ごしており、身体がベッ

ドや寝具から離れることはほとんどない。私たち看護師は、体位変換や移動の際、患者の背中に触れると、汗でじっとりとしていることを経験している。私が、整形外科病棟で術後の患者を受け持っていた時のことである。術後2時間ごとの体位変換をする度に、患者は術後の発熱と同一体位による多量の発汗で身体中がびっしょりになっており、すぐにタオルで保清したり、寝衣交換をしたことを覚えている。患者は、術後の苦痛の中、身体は体熱と湿気で不快な状況に置かれ、ベッドは必然的に湿気を帯びた不潔な状態であることは十分想像できる。けれども、ナイチンゲールが述べている「ベッドを2台用意し、患者は12時間ずつそれぞれのベッドで交互に過ごす」という考えには、全く至っていなかった。ベッドが、患者の身体から発散された排泄物で湿っぽくなり、そこに横たわる患者の身体に、再び取り入れさせる媒体になってしまうというのである。ナイチンゲールの、看護者としての科学的根拠のある視点と研ぎ澄まされた感性の凄さに、「はっ」とさせられた。ベッドの交換は、ほとんどの場合、入院してから退院するまで交換することはないのが現状である。ナイチンゲールが言う、不潔になったベッドが「病気の原因になっている」という視点に立つと、週に一回のシーツ交換をすれば良いということでは決してない。少しでも患者の身体をベッドから離して、風を通し日光に当てることを、私たち看護師は、もっと意識する必要があるのではないかと考える。

　また、ナイチンゲールは、ベッドは鉄製のスプリング付きベッド枠が最良であり、広すぎないこと、高すぎないこと、薄暗いところに置かないことなど、ベッドについて様々な視点から、患者の生活の場である環境を整える必要性を「看護覚え書」の中で教えてくれている。ベッドに関することだけでも、目からうろこの事ばかりである。

　さらに、私たち看護師が、学生時代に看護技術の基本として学んだベッドメーキングについてである。患者にとっての安全・安楽、良質な睡眠のために、しわを作らないようにシーツをピンと張り、ベッドの角は崩れにくいように三角に折り、足元は尖足予防のために10センチ程度のタックを取るように教えられた。しかし、このベッドメーキングも、今では、看護師の煩雑で忙しい看護業務の負担軽減のために、看護補助者の業務になっていたり、シーツ交換の専門業者に委ねている病院もある。ナイチンゲールは、「管理の行き届いた病院の病棟では、一番症状の重い病人のベッドは病棟婦長が整える」と述べている。「自分の職務の一番肝要な部分を《他人の手》になど任せられるものではない」と言う。ここでもまた、ナイチンゲールの鋭い指摘に「はっ」とした。ベッドメーキングという看護師の基本的な専門技術を、安易に他人任せにしていることに気づかされた。病人にとって、いや健康な人々にとっても睡眠がいかに重要であるか十分知っている。それにも関わらす、良い睡眠のためには良いベッドづくりが大切であることを忘れていた。そればかりか、病棟師長といった役職に就くほど、患者の生活環境であるベッドメーキングをしないことも事実である。私は、この研究会への参加機会がなければ、患者の最も近い生活の場であるベッドや寝具類にまで、ほとんど意識を向けることはできなかったのではないかと思う。

今一度、病院に入院している患者が生活する場所として、ベッドや寝具類の環境という視点に立ち、「患者の生命力の消耗を最小限にする」とはどうすることかを考え直す必要がある。患者にとって快適な環境を整えることこそ、看護の専門職としての基本的な仕事ではないだろうか。

13. 第9章　日光（第10回例会の活動内容）
（1）研修内容

　日常生活の中で日光は極めて大切な要素の1つである。

　日光の働き（作用）には、皮膚の血管を拡張させ、血行を盛んにさせることがあげられる。

　生活の中でも日光浴、日光消毒、日光写真、日光療法、日光菩薩等身近なものが多い。その日光についてナイチンゲールはどのように考えているのかをみたい。

　まず、この章の冒頭で病人にとって新鮮な空気に次いで必要なのは日光であると確信をもって述べている。そして、空気の悪い部屋に次いで最も病人を害するのは暗い部屋であること、病人が望むのは単なる明るさではなく、直射日光であること、さらに、日蔭の部屋に患者をおくよりも、部屋の向きに応じて日光を追いかけながら次々に移動させるほうが良いと続けている。しかも光、それも特に直射日光が室内の空気を浄化する効果があるので病気の治療で日光をよく取り入れることは、きわめて重要なことなのである。つまり、健康と病気回復に日光は必要不可欠なものであるというのである。

　病院でガラスを通して日光が当たる所では暖かくはあっても日光の効果は期待できず、窓を開けての直射日光でないと意味がないのである。仮に光が強い場合にはカーテンやブラインドで自由に調節が可能である。

　寝室と病室の違いについてナイチンゲールは次のように述べている。

　健康な人にとっての寝室は、夜に就寝する時にだけ利用するものであるので、部屋の向きやベッドからの眺めもたいした問題ではない。しかし、病人の場合、ほとんど病室のベッドで過ごすことになるので、ベッドから窓の外が眺められるようにしたいものでたとえ眺めが悪くてもせめて空と日差しが見られるようになっていなければならない。このことは病気の回復に最も重要なことであるので、病人のベッドを置く位置を配慮することが看護師にとって大切な役割の1つである。

　また、加えて健康な人は、寝室の窓を昼間に開けておけば、新鮮な空気に恵まれて床に就くことができるが、病人の場合、昼間も病室で呼吸をしているので、自分の発散物で部屋の空気を汚しているので、夜になってもこの空気を呼吸することになり、新鮮な空気の中で夜を迎えられないことになる。このような状態では病室の換気は常に行われなければならないのである。こうした重要な日光が何らかの理由で不足した場合には、心身の衰退をきたすことが分かっている。これは日光の大切さを示すことでもある。

　また、患者にとって日光がいかに大切であるのかは、病室のベッドで横になっている患者の姿を

見るだけでもよく分かる。ほとんどすべての患者は、顔を光に向けて寝ているというのである。なぜその方向に向いているのか患者に聞いても分からないと答えるが、その向いている先には窓があることから患者は自然に光を求めてその方向を向いているのであると分析している。それはあたかも植物が光に向かって延びている様子とよく似ている。

このように日光は患者の病気回復には不可欠のもので日々の生活の中で患者に直射日光が当たるように配慮することが看護師の重要な役割であることをあらためて認識することができる。

（2）研究会における討論・学び・気づき

- 乳癌患者が病棟の奥まった所にある病室に入院していた。この部屋の周囲は空気がよどんで臭いがし、日光の当たらないところで患者の反応も暗かった。しかし、窓のある部屋に移ってからは明るく生活できるようになった。病室がどのようであるかによって患者の状況も変わるものなので、病室環境の大切さを学んだ。
- 健康な人も朝日を浴びたり、意図的に日光浴をする人もいる。病人には、余計に日光の当たる風景を見せたり、日光に当たる機会を作ることが、病気回復にとっての必要性を痛感した。
- 日光に対して特に関心はなかった。ごく当たり前のようにとらえていた。しかし、今日の学習会で日光の看護の独自性に気づかされた。
- 病室の4人の多床室でも、廊下側はどうしても暗く陰気なのでできるだけ窓側に移動できるように心がけている。
- ICU病室では、患者の状況いかんに関わらず、光が当たるように心がけている。
- 母はいつも日光に当たりたいと言う。骨粗鬆症もあるのでできるだけ光に当るようにしている。
- 父親は独居生活をしており、暗い部屋で寝ていたが、入院して窓側のベッドで寝ていた。それだけで刺激があり明るく元気で出てきた。日光と窓からの眺めの効果ではないかと考えている。
- 脳梗塞の患者で昼夜逆転した生活をしていたが、家族が車椅子で散歩に連れ出してくれた。結果、昼夜逆転はなくなり普通の生活ができるようになった。
- ALS患者で進行が急で呼吸器を装着していた。本人は「1回死ぬまでに風を感じたい」と言い、窓を開けて風を感じられるようにしたが効果はなかった。しかし、患者のニードに対応でき良かったと思っている。
- 日光は身体だけではなく心にも大きな影響がある。日光に対する反応は植物も人間も同じだと思われ、特に病人にはその重要性からこれからもっと考えて行動していきたい。

(3) 研究会における学び・感想

「ナイチンゲール看護研究会・滋賀」に参加して
第9章　日光――Light

帰山　雅宏

　私は、臨床から看護基礎教育の場に異動となり、滋賀県の看護協会で開催される専任教員養成講習会に参加することとなりました。滋賀県には、看護学生時代に苦楽を共にした先輩が住んでおり、臨床で管理職として活躍していました。その先輩がこの「ナイチンゲール看護研究会・滋賀」に参加していたことと、専任教員講習会に当時、聖泉大学の副学長である小山敦代先生が看護教育制度の講義を担当して下さっており、いくつもの偶然が重なりこの研修会に参加させていただくこととなりました。

　「ナイチンゲール看護研究会・滋賀」は、滋賀県内の臨床で活躍されている実践家の方や、大学という教育機関で学生に看護を教授されている先生方、聖泉大学で看護を学んでいる学生さんなど様々な背景を持った方が参加する研究会でした。研究会の途中から参加させていただくことになった自分を温かく迎え入れてくださり、参加者のさまざまな経験や考えを聞かせて頂けたことは、私にとって本当に有意義な時間でした。

　第9章日光（Light）では、日光の大切さを改めて考えさせられました。ナイチンゲールは、日光について「病に関する私の全体験から確信をもって言えること、それは新鮮な空気に次いで、病人に必要なのは、日光だということです」と述べているように、健康の維持や回復のためには日光が必要なものであることを何年も前に気づき、日光も循環の一部と捉えていました。ナイチンゲールは患者の療養環境を整えることで、自然治癒力を高めることが重要であると説き、生命力の消耗を最小限に努めることが看護師の役割であると言っています。しかし、現在の病院における療養環境は、必ずしも患者にとってよい環境とは言い切れない場合があります。特に、清潔に保つこと、綺麗な空気、適切な食事といったことに比べて、日光については自分自身の実践の中で優先度が低かったように思います。人間にとって、日光はサーカディアンリズムを整えるためには重要な要素であり、適切な休息を得るためには看護師として観察しなければならない部分でもあります。今回の研究会でも、ある参加者が集中治療室の環境について話してくださいました。医療が高度かつ専門的になり、それぞれの部署で専門的な治療が行われています。集中治療室の環境は適切な医療が提供されるように考えて創られています。しかし、集中治療室のベッドからは、窓の外を眺めたり、日の光を感じたりすることが困難な場合があります。そこで、看護師として診療の補助を行いながら療養上の世話でもある環境の整備をベッドの位置を変え患者が窓の外を眺め、日光を感じることができる様に実践した事例を聞かせて頂きました。この事例からも、医師とは違って看護師の専門

性や独自性が療養上の世話という部分に大きく関係していることを再確認することができました。また、城ケ端先生の患者体験やお家のキウイの木の生命力の話からも、日光を環境として捉えて患者に対してどのような影響が起こっているのかを考えることの大切さを教えられました。

　この研究会では、ナイチンゲールの教えを振り返りながら、参加者の考えを聞かせてもらいながら、自らの経験を振り返る貴重な体験ができたと思います。臨床を離れてしまい、看護基礎教育に携わることになった自分にとって、看護師としての役割を再認識することは大きな意味がありました。これからも、看護について考えた時に悩んだり迷ったりすることもあるかと思います。その様な時は、一旦立ち止まって、ナイチンゲールが説いてくれたことやこの「ナイチンゲール看護研究会・滋賀」で学んだこと、参加者の方が話してくれた経験談を思い出し、頑張っていきたいと思います。

14. 第10章　部屋と壁の清潔（第11回例会の活動内容）
（1）研修内容
　部屋と壁の清潔についてナイチンゲールはこの章の冒頭で次のように述べている。

　「自分自身を清潔にすべきだとか、患者をいつも清潔にしておくべきだというようなことは、看護師に対して改めて言う必要はないはずです。看護という仕事の大部分は清潔を保つことから成り立っているからです。清潔さが周到に保たれていない部屋や病棟においては、いくら換気を行っても空気はきれいにはできません」[1]

　ナイチンゲールはいづれの章でも最も言いたいことを冒頭に表現しているところから、看護にとって清潔を保つことが重要であり、まず清潔でないとどんなに部屋の換気をしても意味がないと述べているのである。

　また、このことにナイチンゲールの体験などを含めて、どんなに大きく窓が十分ある部屋でも、ほこりをかぶった絨毯やカビの生えたようなカーテンや家具類、汚れた壁板などはむっとする臭いを発散するものである。このような部屋の窓をいくら開けても部屋の空気の悪さは改善されず不潔な状態のままである。ところが絨毯やカーテンなどを部屋より取り除くとたちまち部屋の清潔は満たされると言うのである。部屋の敷物や家具類の清潔がいかに重要であるかをうかがい知ることができる。

　また、清潔方法についての意見を次のように述べている。

　現在行われている清潔方法では、ほこりは除去されない。ドアも窓も閉め切ったままでほこりを「はたき」を使っていることはほこりの溜まる場所を移動させて、ほこりをまんべんなく部屋の中にまき散らしているだけであるというのである。ほこりを取り除くための唯一の有効な方法は、濡れ布巾で拭くことであるので、すべて家具類は濡れ布巾で拭かれても問題のないように造られたものが良いと言うのである。このことから私は病室でのリネンの交換の場面を思い出した。最近大き

な病院では外部の業者がグループでリネン交換に来て、極めて短時間で次々と交換していく。ほこりが立つからという理由で、動ける患者は室外で待機させられる。病室の様子をみるとほこりがまき散らされていることは明らかである。しかもその後、サイドテーブルやベッド枠あるいは床頭台などの家具類について濡れ布巾で拭くこともない。空中に舞ったほこりはやがて交換した真新しいベッド上や室内のどこかしこに落ちてくることになる。ナイチンゲールの言葉が心に迫ってくる思いであった。

　また絨毯に関しては最悪の考案物という。汚れた絨毯はさまざまな有機物を吸い込み部屋に害をふりまくものである。どうしても敷く必要がある場合には１年に２、３度以上絨毯を床からはがし空気に触れさせることであろう。病室の床については、部屋の住人の足や呼吸からの有機物を発散しているので病室の床洗いは問題があるので望ましくない。もし床洗いをするのであれば、患者が動ける場合、他の部屋に異動させられる時に洗い、窓を開け病室を乾燥させて、患者を迎えるようにすればよい。従って空気の乾燥した日を選ぶ必要があるという。

　また家具類では、熱湯で絞った雑巾で拭いて、ほこりを取り去るようにすれば良い。

　また、壁については、ナイチンゲールは塗装の壁と壁紙の壁では部屋の空気が全く異なると言っている。壁紙の古くなった部屋の場合、窓をすべて開放しても必ずかび臭さが付きまとうのである。現在最良と思われるものは油性塗料を塗った壁で、これは動物性の汚れも洗い落とすことが可能となる。しかし動物性の汚れは部屋にかびを生やしたり、多くの問題を起こしたりするもとになる。病室の壁で最適な壁は非吸湿性の白セメントかガラスか釉薬のかかったタイルが良いとナイチンゲールは結論づけている。現在の病院では壁は一定しているし、ナイチンゲールのいうようなものは使用されていないものの、非吸湿性が望ましいことは共通して言えることである。

　最後にナイチンゲールは、病院を清潔に保つために病棟が不潔になることを防止する必要があるが、不潔の原因には次の３つが考えられると述べる。

①外から入ってくる汚れた空気
　これには下水からの発散物や汚れた通りから来る蒸発物など様々なものが含まれる。
②室内に生じる汚れた空気は、ほこりが原因である。ほこりは動かすことができても取り去ることは難しい。この予防のためにも可能な限り壁面に棚などの出っ張りを造らないことで、特に目の届かない所ではほこりがたまり空気は汚染されることになるからである。部屋は住む人から発散される動物性のものが家具にしみ込み部屋はかび臭くなってしまう。このような状態になれば、どんなに換気しても、さわやかで新鮮な空気は望めなくなってしまう。
③絨毯から発散する汚れた空気
　敷物にはさまざまな有機物がしみ込み、部屋中に害悪をもたらすので注意が必要である。

　このように病室の空気の浄化には、まず壁や絨毯や家具や棚などからの有機物のほこりを除去することが重要で、ほこりに含まれる多量の有機物が部屋にかびをはびこらせることになるので注意

が必要である。そして何度も言うが「清潔でなければ換気の効果は損なわれ、換気を怠れば完全な清潔は望めません」[2]と結論づけている。

　何よりも清潔にすることが看護師の重要な役割の１つであるというナイチンゲールの部屋と壁の清潔について、自宅の部屋および病室の清潔について見なおし、あるべき姿を追求する必要があるのではなかろうか？部屋と壁の清潔を保つためにも。

文献
　1）フローレンス・ナイチンゲール　小林章夫他訳：看護覚え書　うぶすな書房　p143　2015
　2）同上　p151

（2）研究会における討論・学び・気づき
・部屋と壁の清潔についてこれまでに特に意識していなかったものの、今日の学習会で関心を持って対応する必要を痛感した。
・汚れた家具やほこりのある部屋をいくら換気しても室内の空気はきれいにはならないということを自室の状態を振り返り考えさせられた。健康にかかわる看護師として部屋や壁の清潔にまで広く清潔に関心を持ちたいという思いを強くした。
・かつて看護教育を受けた頃、リネン交換の時は窓を開け十分に換気をして行なった。また病床の整備もベッドは手箒を用いて清掃し、床頭台やベッド柵などは濡れ雑巾をかけた。現在はそのあたりが軽視されているように思われる。このあたりも検討したい。
・これからも部屋の空気の清浄化を図る工夫をしていきたい。

（3）研究会における学び・感想

第10章「部屋と壁の清潔」を学んで

寺澤　律子

　私が環境整備について習ったのは、今から25年ほど前の看護学生だった頃。その頃の環境整備といえばバケツに水を汲み、雑巾とベッドの上を掃くための箒をワゴンに乗せて病室を廻り、窓を開けて、雑巾で患者さんの床頭台、オーバーテーブル、ベッド柵を拭き、ベッドの上の埃や髪の毛、皮膚の落屑を箒で掃いて、というものでした。臨床実習の時は、学内実習で習ったようにしていたことを憶えています。

　ナイチンゲールの看護理論を語る中で、「環境」をなくして語ることはできないというくらい、中心的な概念です。ナイチンゲールは「看護覚え書」の中で、第１章では「換気と保温」、第２章

では「住居の衛生」について述べています。第1章では、窓を開けて空気の流れを作り、新鮮な外気を室内に取り入れ、室内のよどんだ空気を屋外に出し、患者の呼吸する環境を清浄なものにすることの必要性を、また第2章では住居の衛生を確保するための5つの必須要素として「清浄な空気」「清浄な水」「効率のよい排水」「清潔」「日光」を挙げ、「これらを欠いて住居の衛生はあり得ないし、不十分であればそれに比例して非衛生的だということになります」[1]と述べています。

　しかし、ナイチンゲールはこの第10章「部屋と壁の清潔」で、「清潔さが周到に保たれていない部屋や病棟においては、いくら換気を行っても空気をきれいにすることはできません。——（中略）ほこりをかぶった絨毯や汚れた壁板、かびの生えたようなカーテンや家具などは、必ずむっとする臭いを発散するものです」[2]と述べています。ただ、習ったように環境整備をするだけでは患者を包む環境を整備したと言えない、ということです。

　私が新人看護師だった頃、とある気になっていたことを私は思い返しました。私が経験したある病棟は、建立されてから20年以上経っていました。当時でもけっしてきれいとは言えない、古い病棟でした。日勤業務の最初は環境整備から始まるので、私はいつものようにバケツに水を汲み、それと雑巾、箒をワゴンに乗せて先輩看護師らと病室の環境整備に廻りました。窓を開けると網戸が張られており、その先には1mほどのバルコニーがありました。定期的に専門業者が清掃をしていたとは思いますが、バルコニーには鳩や椋鳥などの鳥の糞がたくさん落ちており、網戸には年代物の埃が幾重にもこびり付き、雑巾で拭こうものなら網戸に付いた埃を余計にまき散らすようでした。そんな状況でも、先輩看護師らにならい、窓を開けて、患者さんの床頭台を上用の雑巾で拭き、食事を食べるためのオーバーテーブルを拭き、下用の雑巾でベッド柵やベッドの縁を拭き、シーツの上に落ちている髪の毛や皮膚の落屑などを箒で掃きました。このように、環境整備の時間にも窓を開けますが、それ以外にも、窓際の患者さんが、風を入れたいと、窓を開けることもありました。私が当時、気になっていたこととは、この窓を開けることです。窓を開けると、鳥の糞がたくさん落ちているバルコニーに、埃まみれの網戸です。これで本当に換気ができているのか、ここから入ってきた外気はどんなものなのか、清浄な空気なのか汚染された空気なのか。新人看護師だった当時の私は気になりながらも、ただただ通り過ぎてしまいました。

　私が気になっていたことは、ナイチンゲールが看護覚え書第10章「部屋の壁と清潔」で述べている「現行の清掃方法では絶対にほこりの粒子は取り除かれていないし、取り除けるはずもありません」[3]。まさにそれでした。

　通り一遍の環境整備。埃を取り除いているつもり。床頭台やオーバーテーブル、ベッド。「患者さんを取り巻く物質的な環境はそれだけかしら？良くなろうと病気の修復過程にある患者さんに害を及ぼすものは本当に取り除けたのかしら？」過去の私に、ナイチンゲールの教えは問いかけるのでした。

文献
1）フローレンス・ナイチンゲール　小林章夫他訳：看護覚え書　うぶすな書房　p35　2015
2）同上　p143
3）同上　p143

15．第11章　身体の清潔（第11回例会の活動内容）
（1）研修内容
　皮膚の機能には次のものがあります。
　①身体全体を包む器官で諸臓器を保護する
　②体温調節や代謝調節
　③外界からの刺激の感受など
　皮膚は身体の全表面を覆い体の保護や体温・水分の蒸発などの調節や感覚の受容や皮膚呼吸を営む等重要な機能をもっている。このような重要な役割を果たしている皮膚の清潔は健康な人にとっても大切なことであり、ましてや病人とっては病気回復に向けて必要欠くべからざることでもある。
　ナイチンゲールは皮膚からの排泄物は身体を洗うか、衣服（肌着）を着替えるかしない限りずっと皮膚に付いたままになっており、健康への自然の過程を不当に妨げることになってしまい、それは「患者の口に効き目の遅い毒素を注いでいるようなもの」[1]あると述べている。従って看護師は、これらのことをしっかり心にとめて患者ケアに努めねばならないわけである。このように患者にとって皮膚の清潔は、換気と同様に不可欠なことなのである。このことをナイチンゲールは具体的に次のように述べている。
　「病人の肺や皮膚から排泄される病的な悪臭を除去するためには、積極的に換気を行なって病人の回りの空気を常に新しくすることが必要ですが、それと同様に皮膚の毛穴をふさがれないようにするためには、あらゆる排泄物を絶えず除去しなければなりません」[2]と述べ、できるだけ早く身体から有機物を取り除くことを提唱しているわけである。
　ナイチンゲールは病人の身体を洗う方法として具体的にあげている。（まず、その前提として看護師は一日中こまめに自分の手や顔をきれいに洗うように心がけることをあげている）
　①石鹸をたっぷり使うことによって爽快感を味わうことができる。
　②ぬるめの石鹸水に浸した海綿でこすり、次にぬるま湯で洗い、最後に蒸しタオルでく。
　③水だけで洗ってもほとんど汚れは取れない。石鹸を使えばもう少し取れるが、石鹸と湯を使えば極めてよく取れる。
　④熱湯の入ったコップの上に、1・2分手をかざしてから指で手をこすると汚れた皮膚が剥がれてくる。同様に蒸し風呂に入った後に、同じ方法で皮膚の汚れを取ることができる。
　⑤コップ1杯の熱湯と目の粗いタオルを使ってこすることで身体の清潔が保てる。

⑥身体を洗う場合、用いる水は軟水が望ましい。軟水と石鹸を使って洗うことにより大きな効果を得ることができる。

⑦硬水は、酒酔いや不潔や消化不良の原因となる。

硬水で石鹸を使うと皮膚が荒れたり、汚れてしまう。それは石鹸の脂肪分と、皮膚からの浸出物と水に含まれる石灰分が、化合することによって皮膚の表面にニス状のものを形成してしまうからであると。

以上、健康人にも病人にも重要な意味をもつ身体の清潔に関するナイチンゲールの考えと私どもが普段気づかないような細やかな配慮や注意点について学んだ。

ここで1点考えたい事柄がある。それは最近の病院では、入浴できない患者の清拭に温かいおしぼりを用いていることである。おしぼりは特殊な紙を巻いて作られており、布製のタオルなどとはあまりに異なる。物理的に見てもすぐに冷めてしまうことや皮膚の感触が快くない。皮膚の汚れさえ拭き取ることが可能であるのか疑問を持つことも多い。全身清拭に3～4本では何としても心もとない。患者としてはせめて熱い湯でしぼったタオルの活用とはいかないものか。清拭の目的は皮膚の清潔を図ることと同時に快の感情が湧くこと等であり併せて患者・看護者間のコミュニケーションを図る機会となることを考え併せ、この方法の検討の必要性を感じている。清潔は身近なことであるが故に一層の清潔に対するケアの基となるナイチンゲールの指摘に耳を傾け、看護師としての役割を果たしていきたいものである。

文献

1）フローレンス・ナイチンゲール　小林章夫他訳：看護覚え書　うぶすな書房　2015　p153

2）同上　p153

（2）研究会における討論・学び・気づき

・身体清潔は、皮膚の汚れを取ることと同時に精神面でも快の感情が湧き、患者の回復への意欲も高まることにつながるので、患者にあった清潔の方法を用いていく大切さを痛感した。

・日本は軟水なので、石鹸を用いての皮膚の清潔も当たり前のように行っている。しかし、ヨーロッパなど硬水の地域では硬水と石鹸を使うことにより問題が生じることも知った。その場合の他の方法の工夫も必要となる。

・コップ1杯の熱湯とタオルがあれば、風呂や石鹸や海面（スポンジ）などで洗うよりもはるかに身体の清潔が保てるというナイチンゲールの考えは、臨床や他の場所でのケアに役立てられるように思う。身近なところで清潔のケアを見なおしたい。

・皮膚の清潔と換気は患者にとって不可欠なことであるという意味が分かった。

・最近、熱湯と石鹸を用いての清拭ではなく、老人に対して沐浴剤を活用して効果をあげている。

さまざまな方法を用いていきたいと思う。
- 最近、病院では、患者の清拭でおしぼりが用いられることが多い。これでは十分に皮膚の汚れを取り除くことは難しい上に心地よさにも限界がある。効率を考えてのことかもしれないが、これは患者にとっても不評である。この清潔への援助について再検討の必要を感じる。

（3）研究会における学び・感想

「第11章　身体の清潔」

大川　眞紀子

　看護という仕事の大部分は、清潔を保つことから成り立っていると言ってよい。
　学習会では、参加者が関心を持った項目であり、臨地や教育、学生の経験からの事例が多く出された。と同時に、必要性はわかっているが、時間的な問題で実施できないジレンマを発言する参加者もいた。
　ナイチンゲールは、住居の衛生についても詳細に記述している。住まいの清潔を保つ必須条件は、1、清潔な空気　2、清浄な水　3、効率のよい排水　4、清潔　5、日光であり、これらが不十分であれば不衛生となる。これはクリミア戦争で死亡率を激減させたことで証明している。身体の清潔だけでなく、居住する環境にも注意を払わなければいけないことを示唆している。
　身体の清潔が何故必要かというと、皮膚は人間にとって第3の脳といわれているように、多くの機能を備えている。排泄、吸収、防護、感覚、体温調整、免疫、保温。人間はこの皮膚の機能を通して生体の恒常性を維持している。排泄は皮膚を通して行われることが多く、それが回復過程を促進させていると考えられる。
　また、ナイチンゲールは「ほとんどすべての場合、皮膚の機能は多かれ少なかれ、不調をきたしている。しかも多くの重篤な疾患の場合、排泄はほとんど全面的に皮膚をとうして行われる。……病人の口から飲ませているのと同じ結果となる」[1]。患者のもつ自然治癒力を高めたり、皮膚を清潔に保たなければならない理由はここにあり、看護ではこの視点が重要となる。
　このように、身体の清潔に関する科学的根拠は多く述べられているにも関わらず、臨床で見る場面が少なくなってきている。臨床実習で学生が「足浴の利点はたくさんあるのに、何故しないのですか？計画にいれてはいけないのですか？」と質問してくる。学生が指導者と一緒に実施している以外は殆ど見ることがない。かなり前であるが、病院の専門性や機能役割がそれほど厳密にいわれていない時は、石鹸での全身清拭を日常的に行っていたものである。身体の生活の援助は、看護の独自の機能であり、上記のような科学的根拠があるにもかかわらず臨床で見る場面が少なくなってきているのは、病院構造の変化や病院の機能の変化、それ以上に診療報酬にも遠因があるものと考

えられる。しかし、看護師の意識の問題も否めないのではないか。「清拭です」と言って、患者におしぼり2本を配布する病院もあると聞く。実際、清拭用おしぼりがメーカーから発売されている。

熱いおしぼりタオルを持って患者のところに行った看護師が、患者のベッドの上にそれを置いたところ、患者が体位変換をしてその熱いおしぼりタオルの上に仰臥してしまい医療事故となったケースが取りざたされた。その結果、熱いおしぼりタオルは敬遠されてしまったようだ。短絡的な解決法だと思う。ここでも観察の不十分さがうかがえる。現状の観察から次に起こる事を予測し、その予測に基づいて予防対策（例えば患者の体位や持続時間などから、タオルをどの位置に置けばよいか）を考えることができれば「患者に害を与える」ことはなかったのではないかと思われる。

このような臨床の現状から看護基礎教育においても変化が起こっている。講義で、学生に自宅での入浴にどんな洗浄剤を使用するのかきいたところ、100名中4～5人だけが固形石鹸を使用していた。他はポンプ式の液体石鹸であった。また、全身清拭の演習は、シャツの上から実施したので、臨床でどのようにすればいいのかわからず困ったという笑えないような話を聞いた。

看護であること、看護でないこと、看護師は何をする人なのかを今一度考えなければいけないということで研究会は終了した。

文献
1) フローレンス・ナイチンゲール　小林章夫他訳：看護覚え書　うぶすな書房　2015　p153

16．第12章　余計な励ましと忠告（第12回例会の活動内容）
（1）研修内容
＊余計な励ましと忠告について

私達もよく病院で見舞い客が患者と話している場面で、患者に対する余計な励ましや単に自分の考えに基づくだけの忠告と思われる言葉を耳にすることがある。

例えば「絶対によくなるから」「心配しなくても大丈夫」、「たいしたことないから」等である。そして帰りがけには「頑張ってネ」と声をかける。病気からくる苦しさや精神的な不安定あるいは苦痛に対して精一杯に努力している患者に対してまだ頑張れというのである。この言葉は状態によっては患者を苦しめたり苛立たせるほど悪影響を及ぼすので、やめてほしいと思う。

ナイチンゲールは、患者に対するこうしたかけ声は見舞客自身は患者を励まし、元気づけ、希望を持たせたいと願っているものであろうが、患者にとっては余計なおせっかいと思われる励ましになり、患者にとって何の役にも立たないばかりか悪影響を及ぼすことになるのでやめてほしいと述べている。

また、迷惑千万と思える忠告もある。

例えば「仕事をやめた方が良い」、「違う医師に診てもらったらどうか?」「こんな薬を飲んだら

どうか」「こんな食べ物、飲みものをとったらいいよ」など患者の今の状態をよく知りもしないで発する言葉である。これはあくまで見舞客の考えからくる根拠のない、自分の独断による理屈を都合のよいように言っているにすぎないのである。そんな根拠のない話を聞いて、患者は納得し、そのようにしてみようかとは思うはずがない。これは虚しい助言というよりは迷惑でしかない言葉である。患者の病状も分からずに忠告しようとすることはとんでもないことなのである。また、ナイチンゲールは患者に悪影響を及ぼす見舞い客の言葉として次のことをあげている。私達にも心当たりはないであろうか？一度ふりかえり見直す必要があるのではなかろうか？

①あなたの身体はどこも悪くない、ただ気晴らしが必要なだけだ。
②このままではまるで自殺行為だから何とかしなければいけない。
③あなたは誰かの目的のために利用されている。
④あなたはだれの言うことにも耳を貸さず、自分の流儀に固執している。
⑤あなたは義務感に目覚めるべきだ。あなたは神を公然と無視しているではないか。

＊患者に喜びを与えるには？

病人の苦しみを理解している人は少ない、というのも健康な人が病人の生活にわが身を置いて考えることは稀なことだからである。そんな健康人が病人に喜びを与えることができるとすれば、進んで取り組みたいものである。

ナイチンゲールは、見舞い客が病人に話す場合、自分の頭の中にあることを整理して話すのではなく、思いにまかせて話す場合が多い。纏まりのない思いつきの話をしてもそれが病人の心を動かすことはあり得ないと述べている。

そこで、病人が喜びそうな話題を提供することに専念することであるとし、病人に強い喜びを与えるには、病人にとって喜ばしい消息を伝えることや正しいことが見事に実を結んだ話などが良いというのである。ただ、ナイチンゲールは、病人に心配事を一切聞かせてはいけないというのではなく、もし、心配事を話すのであれば、必ず楽しい話題も忘れずに加えて話してほしいと細やかな配慮を示している。ナイチンゲールは「病人がこれまでに50回も聞いたことのあるような忠告をするのはよして、実際に善意の実った話の一つでもしてあげて下さい。それは病人にとって日々の活力のようなものなのです」[1]と言っている。

例えば、サッカー選手のように運動に優れる人が骨折などで行動力が奪われた場合、思考力に問題がない病人の場合、自分の所属するサッカーチームの試合の状況を話してもらうことなどは病人が渇望していることなのである。このようなことは健康人には想像もつかないことでもあろうが、ナイチンゲールの言葉からそこまで考える必要があると思うのである。

また、寝たきり老人についても一言述べている。寝たきりの病人は、どんなに失意に満ちた不満足な生活をしているかをはっきり意識して、それらの人々に喜びを与えたり、1時間でも気分転換ができるような課題を提供するように努めてほしいと。看護職や介護職は寝たきり老人に接する機

会が多い。日々の生活援助のなかでこのようなことを心に刻んで、かかわり合ってほしいと願うものである。さらに、ナイチンゲールは赤ん坊と病人との組み合わせについても次のように述べている。「赤ん坊」は病人にとって心洗われる気分を味あわせることができる。そこで、病人のベッドに赤ん坊をちょっと坐らせることや、何か赤ん坊の良いニュース、例えば、離乳食を食べ始めたとか、はいはいが出来るようになった等の新しい何かを伝えることは、病人を癒やし喜びを与え、病気の回復につながるものであり、励ましになるというのである。

　このように病人に「ニュース」を伝えたり「赤ん坊」を見せたりすることで、病人の悩みを軽減するようにすること、つまり「何か新しいものを与えて思考や目を奪う方が、どんな理屈を並べるよりはるかに効果的なのです」[2]とナイチンゲールは述べている。

＊病人はバランス感覚に欠ける

　病人は子供と同様に物事に対するバランス感覚がないといわれている。ナイチンゲールは、このバランス感覚を病人に取り戻させることが、見舞客の任務だというのである。それは病人に広く世間のことを知らせることであるという。世間の出来事を伝えることによって、病人自身が気づかないことを気づかせることができるのである。但し、その話は単なる無駄話ではなく、病人が真に興味深い話を聞かせることであると述べている。

文献
1）フローレンス・ナイチンゲール　小林章夫他訳　看護覚え書　うぶすな書房　p169　2015
2）同上　p171

（2）研究会における討論・学び・気づき

・在宅で動けない高齢の夫を介護している妻の大変さを見聞していた訪問看護師の私が、妻に良かれと思って夫を機器で動かすことができる「リフト」があると話したところ、妻から「夫は人間である。その人間を荷物のように扱うことは不満だ」と言われた。妻にとって良かれと思って助言したことが逆に怒りをかうことになり、とても反省した。

・父が入院したと家族から連絡を受け、多忙な折であったが見舞いのために飛んで帰り病院に父を訪ねた。いつも多忙でなかなか実家に帰れずにいた自分であったが、今回はすぐに見舞いのために帰ってきた自分の姿勢に対して、父は「オレはあかんのか？」と言い弱気になった。その様子を見て家族も戸惑い悲しんだ。家族は良かれと思って父の病気を私に連絡してくれ、私も急ぎ帰って父を見舞ったことに対して、父は病気が悪いのかと誤解してしまい、結果として悪い影響を与えることになり反省した。

・私は核家族で仕事をしていたこともあり、初めての分娩は里帰り分娩をした。分娩で疲れ切っている所に、看護師の仲間が見舞に来てくれたものの煩わしく思われ会話が弾まなかった。私達は、

ついつい、いつでも見舞うことをするが、相手の状態に合わせて見舞う必要があると思った。特に分娩後の産婦では精神状態も不安定なので、会話についていけないこともあることを理解する必要があると思う。

・知人の母親が咳をしていたが、2～3日後肺炎で入院した。2～3週間経過した頃、見舞いに行ったが痩せていた。この2～3週間は食事もとれず点滴注射だけの生活を送っていたという。見舞いを終えて退室する折に「頑張ってネ」と言った所、「こんなに頑張っているのに……」との反応があった。苦しいのに頑張っている人に、このような声をかけたことがつらく強く反省した。患者の気持ちを十分考慮した声かけでなければ励ましにはならない。おせっかいな励ましにしかならないと思う。

・患者の状態によっては良いか悪いかは違うと思う。患者によって状態によって「頑張れ」は励ましにもなるし、逆に悪影響もあるので難しい。

・実習で患者の表情を見て、この言葉が患者にとって良いことになるか、悪影響になるのか常に考えて当たりたい。今日の話を聞いて、小学校時代の入院していた時のことを思い出した。その時に絵をもってきて渡してくれたが、うれしく励ましになった。しかし、今学校で入院したクラスメートに寄せ書きをしたものを持っていくことがよく行われているが、そこには本当に自分のことを思っているとは思えない内容であることもある点を考える必要がある。

・入院して、下肢の痛みで何度もナースコールと鎮痛剤をお願いした。しかし、訪室してくれたナースの反応は様々であった。ベテランナースは痛みの程度は聞いてくれるものの注射はしてくれなかった。そんな時、可愛いい声で「足が痛いんですネ」と下肢をさすってくれる若いナースもあり、その手技は上手ではなかったが、やさしかった。痛みで目も開けていられない状態の自分にその声と行為はとてもうれしく有難かった。快方に向かった頃、そのナースの声を聞いて「あのつらい時に足をさすってくれたのは貴女なんですネ、うれしかったわ」と伝えた。ちょっとした事が患者には大きな励ましになり、有難いものであると感じた。

(3) 研究会における学び・感想

余計な励ましが患者に与える影響

城ケ端　初子

　ナイチンゲールの著作を読み始めた頃、ナイチンゲール著「看護覚え書」の目次の中で気になったのは12章の「余計な励ましと忠告」であった。「余計な励まし」とはどういうことであろうか？病人にとって必要のないいやむしろ病人にとって悪影響を及ぼす言葉を指しているものと思われた。そこで、ナイチンゲールの言葉に耳を傾けた。するとナイチンゲール自身も「余計な励まし」

とはおかしな標題に見られるかもしれないと前置きした上で「友人たちからのどうにも救い難い励ましの言葉ほど病人を苛立たせるものはない」[1]と確信していると述べている。

さらに、ナイチンゲールは「「病人を励ます」という習慣が、私を含めた多くの患者にどれほど悪影響を及ぼしてきたことか。自らの長期にわたる幅広い体験に照らして、私は声を大にしてこの習慣への異議を唱えたいのです」[2]と続けているのである。

また「身内や見舞い客や付添人の方々には、たいしたことはない。すぐに治るから、などと大げさに言い立てて、病人を「元気つけ」ようとすることは厳に慎んでほしいと訴えたいのです」[3]と述べている。

ナイチンゲールのこの表現は、友人や見舞い客が病人を励ますつもりでかける言葉が、却って病人を苛立たせうんざりして気を滅入らせてしまうことになることを彼らは知らないで、善意で語っているのだと思う。しかし、この悪影響からやめてほしいものである、と言うのである。私はこのナイチンゲールの言葉から、かつて大腸癌で入院していた患者体験を思い出した。

その当時私はある国立系の大学看護学科の学科長をしていた。何の症状も感じられず仕事を続けていたものの貧血のデータが良くないことから「もしか？」と心配した主治医の大腸と胃カメラをしてみようの言葉に「まさか？」と思いつつ検査を受けた。その結果大腸癌と診断され手術目的で入院となった。何もかも急なことで、身辺の整理や心の整理もできず、仕事上の調整もうまくできないままの入院であった。

入院後は多くの方々の見舞いを受けた。有難いことである。しかし、患者の私は各々の見舞客の質問に答えなければならなかった。手術するまでは「どうして気がつかなかった?」に何度も同じことを繰り返して話した。自分の苦しい気持ちをおさえてできるだけ明るい表情と声に心がけつつ話した。それは見舞いに来ていただいた方々に対する患者としての私の感謝の気持ちが含まれていた。しかし、深い所では、癌の範囲が広いことやどこまで切除できるのか、この先抗癌剤の適用は？この先どこまで生きられるだろうか？と次々と限りない不安が広がっていった。しかし、私のそんな気持ちをよそにあまり状態を分からない見舞い客は、「癌だと聞いてびっくりしたけど、元気そうでよかったわ」とか「あなたは若いし体力があるから大丈夫よ」「手術で切ったら元気になれるよ」等と話した。私は心の中で「大丈夫じゃない。身も心もぼろぼろで大声で叫びたい思いでいっぱいなのよ！」という思いが溢れそうになりながらも聞いた。ナイチンゲールのいう苛立ちに加え、怒りと情けなさに身も心も震えた。見舞い客が帰った後は、病気のことばかり考えた。見舞い客の対応に心身ともに疲れ切った。確かに見舞い客には癌の病を持つ患者にどんな声かけをして励ませばよいのか、迷いつつ無難なところで元気づけようとしてくれていたに違いない。しかし、今の症状からあまり良い結果が望めないことを患者自身十分に知っている場合、彼らの励ましや声かけは「余計な励まし」であることは確かである。

また手術して、主治医の家族に対する症状説明に「腹水も貯まっていて、癌も思いの外悪くて後

3ヶ月と思ってください」の説明を私自身も知ってからは、患者の私の気持ちに変化が生じた。「それで症状はどうなの？」「いつ頃退院できるの？」「今どんな治療をしているの？」等の質問にも多くのことを語らなかった。患者は症状が軽い場合には、どんなこともオープンに話せるものである。しかし、症状が深刻となった時、多くのことを語りたがらないものなのである。

　ナイチンゲールも次のように述べている。

「患者が、善意の陰謀を胸に次々と押し寄せてくるこのとてつもなく大勢の人々の一人一人に、なぜ自分は彼らと同様には思わないのか、どういう点で自分は彼らの認識よりも重症なのか、彼らの全く知らないどんな症状があるのか、などを懸命に説明するとしたら、患者は「元気づけ」られるどころか疲れ切ってしまい、おまけにずっと自分の症状のことばかり考えていなければならないことになります……略……本当に症状の重い患者というのは、自分のことをあまり話したがらないものです」[4]

　この体験で私は、ナイチンゲールの「余計な励まし」と患者の思いがストンと腑に落ちた。ナイチンゲールの思想は、看護職にとっても患者にとっても有益で心に響く言葉である。ナイチンゲールの看護思想は私の中に生きている。そしてこれからもさらに学びを深めていきたいと思っている。

　13年前余命3ヶ月といわれた私は、今も元気で仕事を続けさせて頂いていることは有難いことで感謝のひと言である。

文献
1）2）3）フローレンス・ナイチンゲール　小林章夫他訳：看護覚え書　うぶすな書房　p159　2015
4）同上　p161

17．第13章　病人の観察（第13・14回例会の活動内容）
（1）研修内容
　病人の観察とは何か、看護師にとっての観察とは何かを論じている。ナイチンゲールは、看護師にとっての観察の重要性を述べ、観察ができることが信頼される看護師につながるとしている。ナイチンゲールの問いかけは、「病人のお加減はよろしいですか」とはよく聞かれる言葉であるが、これ程ばかげた問いはないという。この質問は、具体的な事実であって、病状に対する見解ではないのである。看護師は、正確な観察力抜きには、どんな献身的であろうと看護師の役目は果たし得ないとさえ述べる。

　医師が必要としているのは、看護師の意見ではなく、見てきた事実である。看護師は、脈拍測定から数だけではなく、状況の観察をして医師に報告する必要がある。看護師は実際に触れるしかなく、研ぎ澄まされた鋭敏な感覚が必要であり、決して見失ってはならないのが観察の目的であり、人命を救い、健康と安楽を増進するために行うものである。

すべての看護師は、頼りにされ得る、すなわち「信頼のおける」看護師であるべきだということを肝に銘じてほしいという。ナイチンゲールの活躍した頃はヴィクトリア女王の時代で、女性は外で働いてはいけない、男性に女性が仕えている時代である。信仰心の強いナイチンゲールは、看護師にも信仰心のある献身的な女性でなければならないという。当時の看護師は、教育がなく観察ができない看護師がほとんどであったことから、看護師が正確かつ綿密かつ迅速な観察者でなければならないと強く論じている。

(2) 研究会における討論・学び・気づき

- 看護教育の基礎教育で、観察の重要性を教えて臨地実習に出るが、観察できる学生とできない学生がいるのは何故か。以前は「フィジカルアセスメント」という言葉がなかったが、観察して環境を整えていた。例えば、ベッドに皮膚の落屑があれば、患者の皮膚の状態を観察し、入浴や清拭、保湿剤に必要性を考察していた。しかし、コンビニ等24時間何でもそろう便利な時代に生まれた学生に看護の教員は、どのように「観察」を教育すればよいのかと迷う。
- 足浴等日常生活援助の演習には、学生同士で行うのが一般的であり、足を持ち上げる時に力を入れて協力的である。しかし、実習では、患者の足は重くて驚くとともに応用がきかない学生もおり、教育の難しさを痛感する。
- 観察ができれば、早期発見につながる。訪問看護時代に微熱があり、散歩を躊躇している療養者に受診を勧め同行した。日ごろから喀痰が多く気になっていたので、レントゲンと血液検査を医師に勧めた。結果、CRPが高く、肺炎で診断後入院となった。一般的なことと個別的なことを観察する大事さを振り返った。

(3) 研修会における学び・感想

「観察力・観察習慣」

奥田　のり美

ナイチンゲールは「観察」の重要性について次のように述べている。

「看護師を天職とする私たちにとっては、この観察ということが必須条件となるのです。なぜなら、これは断言できると思いますが、正確な観察力さえ身につけていれば有能な看護師であるということにはなりませんが、正確な観察力を抜きにしては、どんなに献身的であろうと看護師の役目は果たし得ないからです」[1] とある。

つまり、看護師にとって観察力・アセスメント力は必要不可欠であり、それを持ち合わせない者は看護師としての機能を果たせない、と述べている。

私は観察習慣、観察力とは個々の五感が重要であると考えている。五感とは感覚機能であり、視覚・聴覚・触覚・味覚・嗅覚である。看護においても、自分の五感を使ってその人の'変化'をつかみ、疾患の進行や急変をいち早く捉えて適切な処置につなげていくことが重要である。

　看護師の経験を積んでいくうちに観察力・観察習慣はついてきたように思う。例えば、新卒の時は、患者の急変は患者が急変してから気づいたことが多かった。しかし、「何かおかしいな」と思えるようになってきたのは臨床経験5年くらいからだと思う。患者に興味があるから、健康になって欲しいという真摯な気持ちがあるから「何かおかしい」と気づけるのではないかと思う。簡単に身につかないのが観察力、観察習慣である。電車に乗ったら、ついついマンウォッチングをしている自分がいるがこれも観察力のトレーニングかなと思う。

　「看護覚え書」の第13章　病人の観察の中で、「平均死亡率」は100人中何人が死亡するのか語るのみだが、観察は100人のうち誰が死亡するのかを教えてくれる。の内容に興味を持った。「死も病気も同じ家族に、そして同じ家に生じます。換言すれば、同じ状況の中から発生するということです」人間は環境によって育てられる存在である。人間と環境の相互関係を述べており、患者（人）を観察するだけでなく、その人がおかれている環境の観察もしていくことが示唆されていると考える。観察する対象を大きく捉えていくことが重要である。高齢化社会の日本において、地域に住む高齢者と関わる看護場面でも、本人の表情や言動、家庭環境や生活環境などから健康状態や生活状態に関する観察も必要である。

　看護基礎教育ではヘルスアセスメント（フィジカルアセスメント）という科目がどこの学校にもある。看護過程の展開をするために患者の情報を集め、アセスメントをして看護問題を抽出し、看護援助をしていく方法を学んでいる。情報を収集し、アセスメントをすることが大切であるのはわかるが、情報収集をする時に自分の五感をどのように駆使していくかはあまり教えていいない気がする。日本で25年くらい前から言われ始めた、フィジカルイグザミネーション・アセスメントは患者を頭から足の先まで身体診査する方法である。手順通りに患者を身体診査するのではなく、まず、自分の五感（研ぎ澄まされた感覚）を使い患者を観察することが以前に比べて弱くなっているような気がする。観察力・観察習慣を身につける教育が必要である。看護基礎教育だけでなく、特に新人教育にはナイチンゲールが述べているこの「13章の病人の観察」を熟読する必要があると感じた。

　　文献
　　　1）フローレンス・ナイチンゲール　小林章夫他訳：看護覚え書　うぶすな書房　p183-184　2015

18．終章（第15回例会の活動内容）
（1）研修内容
　この章にはいる前に、「はしがき」を振り返ると、「以下の覚え書は、看護婦に看護を学ばれるた

めの考え方の規範を示そうとしたものでは決してなく、まして看護婦に看護の仕方を教える手引き書でもありません」[1]（原著の翻訳の通り、看護婦を用いた）とある。当時の乳児死亡率の高さから、「他人の健康に直接責任を負っている女性たちに、考え方のヒントを与えるためにのみ書かれたもの」[2] という。

ナイチンゲールは、「看護覚え書」の序章で「人間」「健康」「環境」「看護」とは何かを述べ、その後の各論として具体的に方法論を第1章～第13章で述べている。その後に、この「終章」をあげている。この章では、衛生面、看護技術のこと、女性と健康の法則に関すること、自然と病気治癒のこと等、様々な視点から看護のなすべきことを論じている。

ナイチンゲールは、衛生面の重要性を何度も述べる。衛生面の配慮は、看護師の考えでいくらでも変化するといい、看護に必要なものは、清潔や日光や保温であり、空気が悪くて状態が悪くなる場合は多いが、空気が良くて状態が悪くなる場合はないという。

女性に関する「権利」に関して、男性のすることは何でも、医師などの専門職も含めて、女性にもさせようとする主張と男性のすることは何ひとつ女性にはさせるなという主張である。女性として、このどちらにも耳を貸す必要はなく、家族の健康を守る義務と看護職者としての役割を果たすことを望んでいるという。

文献
1）2）フローレンス・ナイチンゲール　小林章夫他訳　看護覚え書　うぶすな書房　ⅲ　2015

（2）研究会における討論・学び・気づき

・「環境」の大切さを痛感することを学ぶ。特に現在は空調が整っているため、防犯の意味もあり窓は鍵が閉まっている。新人教育や看護基礎教育のなかで、環境整備をどのように指導していけばいいのか。今は病院では以前のように雑巾を使用する環境整備を行わないことが多い。看護基礎教育として環境の大切さをどのように伝えていけばいいのか迷う。

・ナイチンゲールは、すべての女性に対して、病人や健康な人に対する看護の大切さを述べている。しかし、男性が看護専門職になれないわけではなく、女性に専門職として自立するという視点での先駆者であったと感じた。女性特有の特徴が書かれており、男性に負けずに頑張ろうと思える。

・在宅看護のなかで、排泄のケアの後、匂いをどうするのか、窓を開けたらよいのか。開けようとするが家族に近所の目があるから窓はあけないでと言われ、どうしたらいいのか迷うところである。

・臨床看護とナイチンゲール看護は全く別のものであるとついつい忘れがちであった。臨床に埋もれてしまう自分を反省している。150年前のことであるナイチンゲールの看護は現在も新しい。今は治療優先になり、患者が置き去りになっている感じがする。

(3) 研修会における学び・感想

「終章に関してのコメント」

桶河　華代

　ナイチンゲールの看護思想を学ぶ発展途上にあるという城ケ端先生は、看護教育や研究、執筆や講演活動とともに、「ナイチンゲール看護研究会・滋賀」という研究会を立ち上げた。目的は、ナイチンゲールの看護思想を実践に活かすことを目指したものである。研究会の参加者は、病院や施設の看護師、訪問看護師、教員、学生、院生等で、背景がさまざま経歴をもち、「看護覚え書」を章ごとに読みときながら、それぞれの思いを振り返っている。

　わたしがこの研究会に参加してから、理論を実践に活かしたいという訪問看護師や教員から相談を受け、次々と研究会に参加してきた。保健師助産師看護師法（昭和23年法律第203号）第5条における「傷病者若しくはじよく婦に対する療養上の世話」又は「診療の補助を行う」を行うはずの看護師がいつの間にか、診療の補助が中心になったという反省からでもある。

　「看護覚え書」は、はしがきをみると「すべての女性は看護師だということ」、その彼女に学んでほしいという意味があった。ナイチンゲールの生きた時代は、家事や育児は女性がすべきだという考えが強く、女性は働くというより家庭を守ることが大事を主張しているように感じていた。しかし、終章にきて、ナイチンゲールは贅の限りを尽くした教育を受けており、すべての女性にも教育が必要で、手に職をつけるべきと考えたのではないかと思う。この当時、女性の自立という主張はしてないが、看護こそが女性の専門職として自立できる手段として、学校や病院を建て、道を切り開いたのではないかとも考える。

　看護師の「使命感」とはなにか。「使命感」とは「看護観」とも言い換えられると思う。そして、白衣と以前までのナースキャップに着替えることで、気を引き締めていたことを振り返る。ナースキャップが不潔で感染源となることで、多くの学校で戴帽式がなくなった。現在でも続けている学校は、厳かな戴帽式に学生と保護者が感動すると話す。「使命感」を養うためには、看護師教育のなかに、戴帽式は無理でも団結式、決意式みたいな式典は必要かもしれない。

　現在の日本では、2002年の法改正から「看護婦」から「看護師」に名称が変更し、男性の参入も増えている。看護学は、専門学校教育（3年）から大学教育（4年）にシフトしてきている。修士課程や博士課程への進学者も増えている。看護師のなかにも専門性を目指して、専門看護師、認定看護師の分野ができた。しかし、それぞれの専門性を高めながらも、自分の看護師としての実践を振り返り、エンパワメントを高めるきっかけが必要である。ナイチンゲールの看護思想を読みときながら、看護の実践や教育に活かすために自分自身を振り返るきっかけとして研究会を継続したい。

19. 補章（第16・17回例会の活動内容）
（1）研修内容

　看護師とは何かを論じている。看護師とは、「自らは感じたことのない他人の感情の中に身を投じる能力がこれほどまでに要求される仕事は他になく、もし自分にその能力がないとしたら、その人は看護に携わるべきではない」[1]とある。「自らは感じたことのない他人の感情の中に身を投じる能力」を議論する。

　初歩的な看護師の仕事は、患者の顔や態度や声に現れるあらゆる変化を理解すべきであり、「高価な家具や病気の牛」が相手ではなく、人間を相手にしていることから、すべて患者に聞くのではなく観察して気づくべきである。観察をしない看護師、表情、反応を読み取ろうとしない看護師は、成長はしない。非凡な観察力でも先人がずっとやってきたことを真似して熟練者と呼ばれることはあるが、経験だけでは熟練者とはいえないという。

　看護師の使命（感）とは何か。それは、あなた自身の掲げる、何が正しく、何が最善かという高い理想の実現を目指して、自分の仕事をするということである。使命感のある看護師は、受け持ち患者のナースコールの押し方で理解でき、使命感のない看護師は、目をつぶっている患者が眠っているのか、ただ目をつぶっているのか、わからないのだという。

　当時の病院は、キリスト教のもとで、もっぱら信仰実践としての活動からは脱皮したものの、いまだに訓練の場がなく、病院の管理も混乱していた。教会ではシスターが中心で奉仕の精神で看護していたが、病院が誕生してくると、「ギャンプ夫人」のように労働者階級出身で、アルコール中毒気味の中年婦人が看護にあたることが多かった。「ギャンプ夫人（Mrs. Gamp, Sarah）」というのは、19世紀英国の作家チャールズ・ディケンズが、自己中心という悪徳をもとに書いた「マーティン・チャズルウィット（1844）」に登場させた看護師のことである。当時の看護師の職業としての弱さを表している。ギャンプ夫人の登場は、イギリス社会に看護師・医療改革を促す契機ともなっていたという。

　回復期の看護の重要性、病相期と回復期の違いを論じる。身体の組織は、病気の間は老廃物や有害物の除去に専念するが、回復期となると消耗の修復に専念する。回復期では、健康に向かって飛躍するともいうべき活動が、不規則に始まるアンバランスである。

　回復期の外科患者は元気でなければならないとはどういうことか。骨が折れた患者は骨折した場所以外は健康であるべきである。具合が悪くなっているのは、環境の問題があるのではないか。回復期に入ると患者は非常にしばしば、さまざまの渇望、特に食物に対する渇望を抱くようになる。このような欲求を安易に満たしてしまうと、身体に急激な反応が現れたり、病気をぶり返したりすることになる。

　看護師は、「節度」が必要であること、それができないと看護にはならない。医師と看護師の役割を兼任する必要性がでてくる。医師は病気を診ていく、看護師は病気をもった、その人を看てい

くということから、回復期においては、医師と看護師の両方の役割を担う必要がある。回復期の患者の食事は、患者の食欲を完全に満たすよりも、その少し手前で抑えさせる、腹八分目で抑えるほうが安全である。

　回復期の患者というのは、言わば子どものようなもので、心身ともに本来の調子を取り戻していない。看護師には、患者がまだ危険な状態にあったときから、回復期に至るまで、全経過をずっと看てきているという非常に強みがあるわけで、その一連の経過を頭におくことによって、正しい方針も見出せるとナイチンゲールは述べる。回復期患者の想像力は働く、たくましい。回復期の患者は、一旦落ち着いたと思ってはいけない。しかし、多くの回復期患者の取り返しがつかないことは知っている。回復期には病棟や病室を変えるような環境の変化と共に看護が必要であると説明している。

文献
1) フローレンス・ナイチンゲール　小林章夫他訳　看護覚え書、うぶすな書房　p225　2015

（2）研究会における討論・学び・気づき

- 「自らが感じたことのない他人の感情の中に身を投じる能力」とはどのような意味か。イレウスで入院してレントゲンの検査時に脚を伸ばしてくださいといわれても痛みで脚を伸ばせない。ストレッチャーに乗れない。触ってほしくない。看護は、イレウスや骨折等の経験がなくても、相手の気持ちを理解することが大事であると体験から実感する。
- 学生指導において、脈拍測定のあとに呼吸を測るのに合計2分をどうやっているのか。訪問看護師は、聴診器をあてて30秒測る、救急の看護師は10秒測定して6かけている。脈をとりながら呼吸を先に1分測って、脈をあとで測定すると集中できるという看護師もいた。これらから、患者に合わせて数だけの測定ではないと改めて実感する。
- 医療の現場では、衛生面を考慮しナースキャップが廃止され、看護師を象徴するものではなくなってきた。看護職者としての自分自身への決意表明として、ナイチンゲールの時代から受け継がれた看護の心を次の時代に受け継いでいく式典として、戴帽式を行う学校もある。戴帽式で学生はナースキャップを頂き、「使命感」を得た記憶がある。学生が使命感を得るには戴帽式でなくても決断式に似たものが必要ではないかと思う。
- 4人部屋の一人が認知症であり、何度も同じことを言う認知症患者に、夕日がきれいなので観に行こうと誘い、食堂に一緒に行った。食欲のない回復期の患者の環境の整えについて考えてみると気分転換（変化）をはかることが重要である。
- 田舎にいた間は元気いっぱいだった子どもたちが、都市の生活となるとたちまちのうちにひよわな温室植物に変ってしまう。病人だけではなく、「ひよわ」は、過保護から生まれ、人工的なも

のをあれこれ与える余裕のある階級に多い。病院に入院すると病人になることからも入院する環境を整えることが大切である。
・臨床看護では、感染リスクの可能性から、タオルを絞って拭くことはせず、おしぼり3本や使い捨ての小さな手拭のようなものが使われている。では、石鹸での清拭はどうか。学生が計画しても、指導者が教えられないという現実もある。感染予防でディスポーザブルの手袋を使うのもどうか、患者にとってはよいのかを改めて感じた。

(3) 研究会における学び・感想

「看護の原点」を再確認する

松井　克奈子

　看護専門学校で専任教員として学生指導を行っている。看護の道を志した初学者である学生に、「看護とは」「看護の仕事とは」とナイチンゲールの教えに基づき教授してきた。実際にナイチンゲールが記した文章を一語一語丁寧に読み解き、自分なりにその内容を理解しているつもりでいた。患者の感情の中に身を投じ、患者の感情の変化からその意味を理解する。看護師の観察力の重要性を述べ、その上で、患者にとって何が可能か、何が最善なのかを考え働きかけることが看護という仕事であると強調してきた。自分自身では十分に納得していた。しかしながら、研究会に参加し「看護覚え書」を学習する機会を得て、あらためて新鮮で新しい看護の素晴らしさ、そして看護師の使命感を再認識できた。自己満足に過ぎなかったという悔しさと同時に、看護学生に対し、どのようにして観察力を養い、そしてその重要性を如何にして体感させるか、今その困難さを痛感している。
　学生にとって臨床実習は、学ぶことが多くあり学習意欲が高められる。先日、臨床実習中の学生の中で、思い悩んでいる一人の学生が目に留まった。20代より腎臓疾患を患い40年間透析生活を送ってきた患者を担当している。慢性心不全の憎悪と軽快を繰り返し、ベッド上で寝たきり状態であった。担当する数日前より経口から食事が再開されたが、摂取量が増えず、栄養データが悪化していた。患者に付き添っていた妻は「一口でもいいから食べて、早く元気になって」と何度も顔を見、声をかけながら、懸命に食事を口元へ運んでいたが、食は全く進まない。学生は彼女のそのような姿を傍で見て、彼女から患者の性格や病気と共に過ごされてきた日々の生活の様子等の情報を入手し、患者の食事量を増やしたいというビジョンを抱いた。8割摂取できるようにするという目標を早々と設定した。その後学生は食事時になると訪室し、彼女とベッドの両サイドから患者を取り囲み、彼女が口元に食事を運ぶとすかさず実習生は口元を拭う。そして彼女と実習生が共に「頑張って食べて」と声を掛ける。時間があるときは患者のベッドサイドに足を運び寄り添っていた。しかし一向に食事は進まなかった。どうしたら食べてくれるのか悩んでいた。私は他の学生たちとの合

同カンファレンスの中で、その学生に向けて、担当する患者はなぜ寝たきり状態なのか、なぜ食事量が増えないのか、なぜ経管栄養になっておられたのか等、しっかりと対象理解に努めるよう課題をあたえ、他の学生たちと討論するよう勧めた。

　学生は食べさせること、食事の時間のみに意識が向いていた自分に気づき、食べなければならないという重圧、褥瘡の痛み等、患者の感情や表情を見て、患者の気持ちに耳を傾けるように努めた。そして、学生は、食事前に手浴を行い、口腔ケアで口腔内を清潔に潤わせ、そして食べやすいポジショニングを行った。その結果、患者はスムーズに開口してくれるようになり、彼女の顔にも笑顔が見られ、食事の時間の空気を換えることに成功した。学生の顔にも笑顔が戻った。学生はこの貴重な体験を通して、看護という仕事は観察がすべての基本であり、患者の感情の中に身を投じ、感情の変化からその意味を読み取り、患者の気持ちを理解することの重要性と同時にその難しさも体感してくれたと思う。

　現在、医療を取り巻く環境は、日々めまぐるしく変化してきている。その中で、看護に求められる役割も変化していかなければいけないと世間では言われている。計器によるデータ収集が可能であり、そのデータを読みこなすことに力を注ぐ。確かに、デジタル化された情報を得ることは患者の苦しみを早期発見するためには必要なことである。しかし、保助看法にも、看護師の役割として「診療の補助」と「療養上の世話」とがあり、「診療の補助」とは生命の維持であり医師主体の元での支えであるが、「療養上の世話」は看護師が主体であり、生活行動の援助であるとしている。生活行動の援助とは、その人の心身の環境を整えることであり、それは五感をフル活動し観察することから始まる。看護という仕事は「観察が全ての基本である」と言われる所以だと思う。看護師を志す学生たちにとっても観察の訓練は必要である。訓練を積み重ねることによって観察力を深め、重要な数多くの観察が可能となる。その観察の訓練は、患者の傍にいる者しか出来ないことなので病院で行うべきである。学生にとっては臨床実習の時間が大変重要な時間であるということを再認識するとともに、実習のあり方、病院との連携についても大いに検討しなければならないと思う。今後自らが少しでもその役に立てるよう努力していきたいと思っている。自らが大事にしていたつもりの「看護の原点」を再確認でき、そのような機会を与えてくださった「ナイチンゲール看護研究会・滋賀」に感謝している。

第3部

ナイチンゲール看護講演会

1．第1回（平成28年）
テーマ・講師：ナイチンゲールを支えたもの

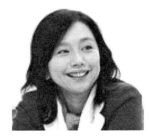

佛教大学　保健医療技術学部　看護学科　准教授
中島　小乃美　先生

開催日時：2016年5月14日（土）14：00〜16：00
場　　所：聖泉大学　455教室
講師略歴：岐阜県生まれ。臨床看護師として10年程勤務した後、種智院大学に進み「仏教における人間存在と救済」をテーマに研究を始める、大谷大学大学院文学研究科修士課程、博士後期課程に進み、2003年満期退学。2006年博士（文学）の学位を取得。奈良県立医科大学、明治国際医療大学を経て現在、佛教大学保健医療技術学部看護学科准教授。訳書に『全訳金剛頂大秘密瑜伽タントラ』（共訳、起心書房）、また『一切悪趣清浄儀軌』とその註釈書に関する論文多数。

内　　容：

ナイチンゲールを支えたもの

はじめに
- みなさんを支えているものは何ですか？
- 私とナイチンゲール

1．ナイチンゲールの背景
- エジプト旅行の帰りに、初めてカイザースヴェルトを訪問した29歳までの間
  - 1849年　フリードリヒ・マックス・ミュラー『リグ・ヴェーダ』を翻訳　サンスクリット学者
- 『真理の探究』を著作したのは、1851年から。31歳
- 1854〜1856年クリミアの英国陸軍病院に看護婦長として派遣された。34〜36歳
  - 1856年　ローランド・ウィリアムズ『キリスト教とヒンドゥー教』
  - 1857年　インド、セポイの反乱をきっかけにムガル帝国が滅亡し、イギリスの直接統治下に
  - 1858年　インド帝国（ヴィクトリア女王がインド皇帝を兼任）
  - 1859年　ダーウィン『種の起源』
- 1860年『看護覚え書』出版、『真理の探究』私家版印刷（6部）。39歳

2．ナイチンゲールの信仰の背景

強い信仰があったことは間違いない。では、どのようなものか？

・ユニタリアン（Unitarians）

キリスト教の正統教義である三位一体論に反対して、神ひとりだけの神性を主張し、イエスの神性を否定する教派。神学思想としては、古代教会のアリウスや宗教改革時代のセルベトゥス、ソッツーニなどによって主張されていたが、教派としては18世紀から19世紀にかけてイギリスとアメリカで別々に成立した。とくにアメリカでは会衆派教会のなかで、ハーバード大学神学部を中心として一教派になるまで発展した。（『世界宗教大事典』pp.1971-1972より一部抜粋）

ナイチンゲールは**合理的ユニタリアン**とされている。

　　合理的ユニタリアンの主張「神は唯一の位格のみをもつ父なる一体の存在であり、イエスは神の子ではなく、他者をよりよい生を生きることができるように導いた善良で賢明な人に過ぎない」

彼女は、ユニテリアンの考えに全面的に与していたわけではないようだ。彼女は、ユニタリアンの教義をユダヤ教と同じく、『純然たる一神教』という理由で『退屈』だと評し、さらにゆたリアンは三位格のうちキリストと精霊を信仰の対象から排除した以上、神は『もっと愛され、もっと愛すべき』存在となるはずなのに、そうはなっていないと指摘した。彼女は明らかに三位一体を支持する立場から述べている。（『真理の探究』p.26）

・神秘主義

神秘主義とは、神、最高実在、宇宙の究極的根拠などと考えられる絶対者を、その絶対性のままに人間が自己の内面で直接に体験しようとする立場をいい、さまざまなバリエーションをもって広く宗教史のうちにあらわれている。神秘主義の根本特質は、術語的に〈神秘的合一（ウニオ・ミュスティカunio mystica）〉といわれる絶対者と自己との合一にある。それは、人間を超えた絶対者との合一、通常の自己からは絶対的に他なるものとの合一であるから、必然的に自己からの脱却、自己という枠の突破を通してのみ現成する。合一はすなわち同時に脱自であり、神秘家は体験的にいわゆるエクスタシー（脱我、忘我）を知っている。そしてそこで真の自己に目覚めるのである。（『世界宗教大事典』pp.1009-1012より一部抜粋）

「私は神をどこに見いだすであろうか。自分の中にである。それが神秘主義の真の教義なのだ。だがそれなら、私自身が、神が訪れ、内在するような状態でなければならない。それこそが神秘主義を礎とする生活の全目的なのである。あらゆる時代、あらゆる国の、あらゆる神秘主義の原則は、魂をこのような状態に置くためにさだめられてきた。（中略）神秘主義を健全に発展させるために、イスラム教、仏教、東洋思想、イスラム神秘主義、汎神論などにもあたってみなければならない」（『真理の探究』p.12）

- **広教会（ブロードチャーチ）**

アングリカン・チャーチ内の一グループ。オックスフォード運動により激化した。高教会派と低教会派の抗争を嫌悪し、双方の立場を退け、〈三十九条の信仰告白〉を含む教会の教義的な立場をできるだけ広義にまた自由に解釈することを提唱したアーノルド（Thomas Arnold）やハンプデン（Renn Dickson Hampden）らの立場をいう。その主張は《小論と評論》(1860)によって打ち出されたが、今日では常識的と判断される見解が10年にもおよぶ大論争を引き起こした。モーリスやキングズリーもこの派に数えられる。(『世界宗教大事典』p.618より)

「原罪や永遠の断罪、キリストの贖罪といった教会の主張する教理に異を唱え、聖書は果たして神の霊感によって書かれたかを疑問視した。神の啓示は人間の歴史のあらゆる過程で人に与えられているので、キリスト教に独占されるべきではない」(『真理の探究』pp.40-41)

- **独自の宗教観**

  ドイツと東洋からの影響

  19世紀までは、神学。聖書高等批判、歴史学の分野においてはドイツのほうがイギリスよりはるかに進んでいた。

  ◇フリードリヒ・シュライエルマッハー（1768-1834）

  　自由主義神学の祖、「近代神学の父」プラトンの翻訳を通して影響

  ◇ハインリヒ・エーヴァルト（1803-1875）

  　ドイツの東洋学者

  ◇ユリウス・フォン・モール（1800-1876）

  　ドイツの東洋学者　F・Nと宗教的な事柄について文通

  ◇クリスチャン・カール・ユアシス・フォン・ブンセン（1791-1860）

  　マクスミュラーと親交、ナイチンゲールと親交が深かった

  ◇アーサー・ショーペンハウエル（1788-1860）

  　仏教・インド哲学者、ニーチェや多くの人々に影響を与えた

  ◇バルトルト・ニーブール（1776-1831）

  　ブンセン氏の師匠

  ◇フリードリヒ・マックス・ミュラー（1823-1900）

  　サンスクリット学者、ブンセンの友人

  ◇ベンジャミン・ジャウエット（1817-1893）

  　プラトンの対話集の英訳などで知られる古典学者。『真理の探究』に目を通し、アドバイスし、出版を進めた

3．ナイチンゲールの著作にみる宗教観
・『真理の探究』にみる特徴
　－神の概念について

　　現状の形骸化した教会（ローマ・カトリックも英国国教会）の教義に嫌気がさしていた。
　　神の真実をキリスト一人に限定してしまっている。神は愛と知恵をもって有史以来ご自身の意思を全創造の世界に示して来られたのであって、キリストにだけ真理を示されたのではない。人間は、霊的生活を通して広くそれを探究し**神と一体になれるはずだ**と考えていた。
　　神は普遍的な「原理原則－法則」を通して自らを表す存在。科学は相容れないどころか、宗教の真理に到達するために必要。**神の意思＝法則**と考えた。
　　宗教（religion）はラテン語のreligare（結びつける）と捉え、不完全な者の心を完全者と結びつけるのが宗教だと説く。ここで人のもつ全ての機能を駆使して真理を尋ねることを主張したのである。（『真理への探究』p.373）

　－不変的法則について

　　宇宙の秩序を構成する法則にはより高度の知性、すなわち神の意図がある。法則は他ならぬ神の思いであって、**『神の意思（will）こそは法則』**（p.140）だと言う。（『真理への探究』p.375）それは、唯物論者の言うような冷酷な自然科学的法則ではなく、善を顕す真理であり、愛の具現なのだ。私たちが神と呼ぶ時、そこに知性と慈愛の精神を込めているのであるから、神の意思（thought）は知恵と慈善の意図を有する法則なのである。このように論じて、ナイチンゲールは神の法則には神の意思が現れていると主張する。（p.375）

　－神の法則と人間の意思について

　　神の意図するのは、究極的に人間が自由意志で神の意志と一つになること。神の意（こころ）と捉える法則の中に神の愛と知性が映し出されている。（中略）人間が法則を追求する中でその愛と知性に近づくのだと考える。（p.380）
　　環境が人に与える影響には一定の法則があり、それを十分把握して改革することにより、よりよき世界を創り上げていくことが可能である。ただし、誤解してならないのは、人が特定の条件下にあれば必ず殺人を犯すと言う必然性を意味していないのであり、あくまでもその人間の意志が強く働いているから起こること。
　　人間の自由意志の介在をどのように捉えるか

　－罪と悪について
　　＊キリスト教の捉える原罪……アダムが神の教えに背いて「善悪を知る木の実」を食べてしまったことに由来する。

惡とは単に人間の誕生における根源的な無知にすぎず、神は私たちがやがて神の御心すべてを見出すよう特別に私たちをおつくりになったと考えるとすれば、人々が『悪は謎だ』、『神の御業は計り知れない』などと言って平然としているのは、まったく驚くべきことです。(p.214)

善と悪は協力者

無秩序も秩序も神の恩寵

神と一体になる（atonement）というのは、「善と知の霊」である神の導きによって、人間が本性を成育させ、「至福（well-being）」に至ることである（pp.237-238）。

― 霊的生活について

人間存在そのものが神の法則（意思）の表象。

人間には法則の源である神の霊が内在すると考えた。そして霊的生活を通し神の霊が人間性を不完全から完全へと成長させると考えた。ただし、**「神と一体」になるということと、「神になる」ということをはっきり区別している。**(p.399)

パンと赤ワインを拝領することで神と一体になるというのはキリスト教信仰の崇高な洞察であって、日常性の中で神の属性を受け止める霊的感受性（本性）を高める。

神は人間から離れた存在ではなく内在しているのであって、私たちは霊性をもって探り求めるならば神を知り、感じ取ることができる。

本来祈りはそれを通して私どもが神との交わり、そしてキリストとの交わりを深め、自分たちの問いに対する応答を心に聞き取ること。もちろん永遠なる神の答えを人間は十分に理解できない。それを可能にするのが人に内在する聖霊である。(p.402)

生活行動のすべてが神の計画と一体化し、人の内に潜む神性が花開くことなのである。どんな些細なことでも尊い聖なる業に貢献できる。(p.404)

― 死後の生について

死とは魂がより純粋、かつより自由な世界でさらに生きるため通り抜ける凱旋門なのです。(pp.349-350)

肉体的存在は過程なのであって、そこに神の属性（知性・感性）が働いて神の意思が実現されて行く。その視点を人類という次元において考えるなら、神は人間の集合的本性（collective nature of mankidn）を活かして個人はもちろんのこと人類全体の福祉を向上させるのであって、人間に内在するすでに到達した神の本性を神が消滅させるとは考えられない。(p.355)

・**その他の著作にみる特徴**

資料参照

4．インド思想との関係

・ナイチンゲールは『バガヴァット・ギーター』を熟読していた
・『バガヴァット・ギーター』とは
　－インド精神を代表する一冊。ヒンドゥー教の代表的な聖典
　－世界中に大きな影響を与え、1785年には英訳されている
　－『マハーバーラタ』18巻、10万詩節からなる世界最大級の叙事詩で、その第6巻に編入されている
　－王族を二分した戦いの物語。この戦いが始まった時、主人公アルジュナは、この戦いの意味に疑問を抱き、繊維を喪失する。クリシュナ（バガヴァット＝神、世尊）は彼のためにヨーガの秘説を解いて彼を鼓舞した。これが『バガヴァット・ギーター（神の歌）』である。
　－『マハーバーラタ』は人間存在の虚しさを説いた作品である。後代の詩論家は、寂静の情調（シャーンタ・ラサ）がこの叙事詩の主題であるとする。しかし、作中の人物たちは、自らに課せられた過酷な運命に耐え、**激しい情熱と強い意志をもって、自己の義務を遂行する。この世に生まれたからには、定められた行為に専心する。**これこそがギーターの教えるところでもある。（『バガヴァット・ギーター』p.16）
・『バガヴァット・ギーター』の主題
　－不滅の存在
　　身内で争うことに戦意を喪失しているアルジュナにクリシュナ（バガヴァット）が説く。
　　あなたは嘆くべきでない人に嘆く。しかも分別くさく語る。賢者は死者についても生者についても語らぬものだ。
　　私は決して存在しなかったことはない。あなたも、ここにいる王たちも……。**また我々はすべて、これから先、存在しなくなることもない。**
　　主体（個我）はこの身体において、少年期、青年期、老年期を経る。そしてまた、他の身体を得る。賢者はここにおいて迷うことはない。
　　しかしクンティーの子よ、物質との接触は、寒暑、苦楽をもたらし、来りては去り、無常である。それに耐えよアルジュナ。
　　それらの接触に苦しめられない人、**苦楽を平等（同一）のものと見る**賢者は、不死となることができる。（2・11～15）
　　彼は決して生まれず、死ぬこともない。彼は生じたこともなく、また存在しなくなることもない。**不生・常住・永遠であり、太古より存する。**身体が殺されても、彼は殺されることがない。（2・20）
　　人が古い衣服を捨て、新しい衣服を着るように、主体は古い身体を捨て、他の新しい身体に行く（2・22）→ **輪廻の主体は個人のアートマン（我）**

生まれた者に死は必定であり、死んだ者に生は必定であるから。それ故、不可避のことがらについて、あなたは嘆くべきではない。（2・27）

苦楽、得失、勝敗を平等（同一）のものと見て、戦いに専心せよ。そうすれば罪悪を得ることはない。（2・38）

－平等の境地

行為の結果を動機としない

あなたの職務は行為そのものにある。決してその結果にはない。行為の結果を動機としてはいけない。また無為に執着してはならぬ。（2・47）→ **社会的な義務を捨ててはいけない**

アルジュナよ、執着を捨て、成功と不成功を平等（同一）のものと見て、ヨーガに立脚して諸々の行為をせよ。ヨーガは平等の境地であると言われる。（2・48）

ヨーガは絶対者と自分を結びつけること。あらゆるものが混然一体となった境地

実に、〔一般の〕行為は、知性（ブッディ）のヨーガよりも遥かに劣る。知性に依り処を求めよ。結果を動機とする者は哀れである。（2・49）

知性をそなえた人は、この世で、善業と悪業をともに捨てる。それ故、ヨーガを修めよ。ヨーガは諸行為における巧妙さである。（2・50）

すべての欲望を捨て、願望なく、「私のもの」という思いなく、我執なく行動すれば、その人は寂静に達する。

アルジュナよ、これがブラフマン（梵）の境地である。それに達すれば迷うことはない。臨終の時においてもこの境地にあれば、ブラフマンにおける涅槃に達する。（2・71、72）

梵我一如　宇宙の最高原理はブラフマン（梵）、個人の中心主体は真実のアートマン（我）

「我がブラフマンなり」、「汝がそれなり」　→　自分がそのまま絶対者ブラフマンであると瞑想の中で感得する

－絶対者に捧げる行為

行為は無為よりも優れている

アルジュナはクリシュナに、「もし行為よりも知性が優れているというなら、なぜ自分を恐ろしい行為に駆り立てるのか」と尋ねる。クリシュナは、**「人は行為を企てずして、行為の超越に達することはなく、また単なる行為の放棄によって行為の超越（成就）に達することはない」**と説く。

それ故、執着することなく、常になすべき行為を遂行せよ。実に、執着なしに行為を行えば、人は最高の存在に達する。（3・19）

すべての行為を私のうちに放擲（サンニャーサ）し、自己（アートマン）に関することを考察

して、願望なく、「私のもの」という思いなく、苦熱を離れて戦え。（3・30）

信仰を抱き、不満なく、常に私の教説に従う人々は、行為から解放される。

しかし、不満を抱き、私の教説に従わない人々、彼らを、すべての知識に迷う、破滅した愚者であると知れ。（3・31、32）

〔行為の〕ヨーガにより行為を放擲し、知識により疑惑を断ち、自己を制御した人を、諸行為は束縛しない。

それ故、知識の剣により、無知から生じた、自己の心にある疑惑を断ち、〔行為の〕ヨーガに依拠せよ。立ち上がれアルジュナ。（4・41、42）　→　**行為を絶対者すなわち最高神に捧げる**

―行為の放擲と行為のヨーガ

真の放擲とは

憎むことなく、期待することない人は、常に放擲した者と知られるべきである。実に相対を離れた人は、容易に束縛から解放される。（5・3）

しかし、〔行為の〕放擲は、〔行為の〕ヨーガなしでは達成され難い。**〔行為の〕ヨーガに専心した聖者（ムニ）は、遠からずブラフマンに達する。**（5・6）

諸行為をブラフマンに委ね、執着を捨てて行為する人は、罪悪により汚されない。蓮の葉が水に汚されないように。（5・10）

―生前の解脱

平等の境地――絶対者との合一

意（こころ）が平等の境地に止まった人々は、まさにこの世で生存（輪廻）を征服している。というのは、ブラフマンには欠陥がなく、平等である。それ故、彼らはブラフマンにとどまっている。（5・19）

まさにこの世で、身体から解放される前に、欲望と怒りから生ずる激情に耐え得る者は、専心した幸福な人である。

内に幸福あり、内に楽しみあり、内に光明あるヨーギンは、ブラフマンと一体化し、ブラフマンにおける涅槃に達する。（5・24）

―瞑想の実践

放擲とヨーガ

行為の結果にこだわらず、なすべき行為をする人は、放擲者（サンニャーシン）であり、ヨーギンである。単に祭火を設けず、行為をしない者は、そうではない。（6・1）

ヨーガに登ろうとする聖者（ムニ）にとって、**行為が手段**であると言われる。**ヨーガに登った**

人にとって、**寂滅が手段**であるといわれる。（6・3）
自ら自己を高めるべきである。自己を沈めてはならぬ。**実に自己こそ自己の友である。**自己こそ自己の敵である。（6・5）
このように常に専心し、意を制御したヨーギンは、涅槃（ニルヴァーナ）をその極致とする、私に依拠する寂静に達する。（6・15）

一切が平等

節度をもって食べ、散策し、行為において節度をもって行動し、節度をもって睡眠し、目覚めている者に、苦を滅するヨーガが可能である。（6・17）調和のとれた生活
ヨーガに専心し、一切を平等に見る人は、自己（アートマン）を万物に存すると認め、また万物を自己のうちに見る。（6・29）**万物を自己のうちに見る**
勇士よ、確かに意（こころ）は動揺し、抑制され難い。しかし、それは常修と離欲とによって把捉される。（6・35）
すべてのヨーギンのうちでも、私に心を向け、信仰を抱き、私を信愛する者は、「最高に専心した者」であると、私は考える。（6・47）

神へのヨーガと最高神の本性

虚空の比喩

この全世界は、非顕現な形の私によって遍ねく満たされている。万物は私のうちにあるが、私はそれらのうちには存在しない。
しかも、万物は私のうちに存しない。見よ、私の神的なヨーガを。私の本性（アートマン）は万物を支え、万物を実現するが、万物のうちには存しない。（9・4、5）
いたるところに行きわたる強大な風が、常に虚空（エーテル）の中にあるように、同様に、万物は私のうちにある、と理解せよ。（9・6）

最高神への信愛（バクティ）

バクティ

動詞の語根√bhajバジュ「愛する」「分ける」「与る」愛と信仰を意味する言葉
しかし、偉大な人々は神的な本性に依存し、私を不変なる万物の本初であると知って、一心に私を信愛する。（9・13）
あなたが行うこと、食べるもの、供えるもの、与えるもの、苦行すること、それを私への捧げものとせよ。アルジュナ。（9・27）
私は万物に対して平等である。私は憎むものも好きなものものもない。しかし、信愛をこめて

第3部　ナイチンゲール看護講演会

私を愛する人々は私のうちにあり、私もまた彼らのうちにある。（9・29）

私が不生であり無始である、世界の偉大な主であると知る人は、人間（じんかん）にあって迷わず、すべての罪悪から解放される。（10・3）

私は一切の本源である。一切は私から展開する。そう考えて、知者たちは愛情をこめて私を信愛するのである。（10・8）

－カーラ（時間）の恐怖

カーラ（kāla）の意味：時、黒、運命、死の神

大黒天はマハーカーラ（Mahā kāla）という

『マハーバーラタ』第1巻第1章にあるカーラの詩

創造神が定めた道を誰も乗り越えることはない。この一切は時間（カーラ）に基づく。生ずるにせよ滅するにせよ、幸福にせよ不幸にせよ。

時間は生類を熟させる。時間は生類を帰滅させる。時間は、生類を燃やす時間を、再び鎮める。

時間はこの世における善悪のすべての状態を創り出す。時間は一切の生類を帰滅させ、また再び創り出す。時間はすべての生類の中を、妨げられることなく、平等に歩きまわる。

過去・未来・現在の事象は、時間により創られたものと理解し、正気を失ってはなりませぬ。（1・1・187～190）

破壊の神カーラ

クリシュナは破壊の神カーラでもある

私は世界を滅亡させるカーラ（時間）である。諸世界を回収する（帰滅させる）ために、ここに活動を開始した。たといあなたがいないでも、敵軍にいるすべての戦士たちは生存しないであろう。

それ故、立上れ。名誉を得よ。敵を征服して、繁栄する王国を享受せよ。彼らはまさに私によって、前もって殺されているのだ。あなたは単なる機会（道具）となれ。アルジュナ。（11・32、33）

＊人間は結局のところ、時間に殺されるようなものだと捉え、そこから救われるには、神と一体となり、最高の寂静、涅槃に至ることであると説いている。

－正しい生き方

慢心や偽善のないこと。不殺生、忍耐、廉直。師匠に対する奉仕、清浄、固い決意、自己抑制。感官の対象に対する離欲。我執のないこと。生老病死の害悪を考察すること。

妻子や家などに対して執着や愛着のないこと。好ましい、または好ましくない出来事に対し、

常に平等な心でいること。

ひたむきなヨーガによる、私への揺るぎない信愛（バクティ）。人里離れた場所に住むこと。社交を好まぬこと。

常に自己（アートマン）に関する知識に専念すること。真如の目的を考察すること。以上が「知識」であると言われる。それと反対のことが無知である。（13・7〜11）

－行為の超越

放擲と捨離

祭祠と布施と苦行の行為は捨てるべきではない。それらは行われるべきである。賢者たちにとって、祭祠と布施と苦行は浄化するのである。

しかし、**それらの行為は、執着と結果とを捨てて行われるべき**である。アルジュナよ。これが私の最高の結論である。（18・5、6）

実に身体をもつ者は、行為を残らず捨てることはできない。だが、**行為の結果を捨てた人**は捨離者と言われる。（18・11）

人がその知識により、万物の中に唯一不変の状態を認め、区別されたものの中に区別されないものを認める時、それを純質的な知識と知れ。（18・20）

人が果報を期待せず、執着を離れ、愛憎なく定められた行為をなす時、それは純質的な行為と言われる。（18・23）

執着を離れ、自己を誇らず、堅固さと気力をそなえ、成功不成功に動じない者は純質的な行為者と言われる。（18・26）

何ものにも執着しない知性をもち、自己を克服し、願望を離れた人は、放擲により、行為の超越の、最高の成就に達する。（18・49）

－最高神との合一

人里離れた場所に住み、節食し、言葉と身体と意（こころ）を制御し、常に瞑想のヨーガに専念し、離欲を拠り所にし、我執、暴力、尊大さ、欲望、怒り、所有を捨て、「私のもの」という思いなく、寂静に達した人は、ブラフマンと一体化することができる。（18・52、53）

信愛（バクティ）により彼は真に私を知る。私がいかに広大であるか、私が何者であるかを。かくて真に私を知って、その直後に彼は私に入る。（18・55）

心によりすべての行為を私のうちに放擲し、私に専念して、知性（ブッティ）のヨーガに依存し、常に私に心を向ける者であれ。（18・57）

まとめ

- ナイチンゲールは、看護活動に入る前に、自分の信仰について熟考していた。そのため、多くの書物からその答えを見出そうとしており、その中に東洋学、インド学、仏教学者の物も多く含まれていた。
- オランダの東インド会社設立と共に、インド文化がヨーロッパに紹介されるようになり、インドの言語と、ヨーロッパの言語のルーツが同じであることがわかり、盛んに研究されるようになった。そしてヨーロッパにはないインド思想の深遠さに触発された学者や芸術家が多く現れ、彼女の周りにもそのような人物がいた。
- この『真理の探究』には具体的にバガヴァット・ギーターを引用したと明記されてはいないが、彼女の思想と共通する部分が多い。
- バガヴァット・ギーターそのものに傾倒したというよりも、自分自身の宗教的直観が確かなものであることを確信したのではないか。
- バガヴァット・ギーターの心は、仏教の心と共通するところが多い。そのギーターとナイチンゲールの思想との共通性をみることにより、よりナイチンゲールの心が理解できるのではないか。
- ナイチンゲールの行為は、この私がという「我」に基づいた行為ではなく、自分の行為すべては神の意志に近づくことであり、神に捧げられた行為として行われていた。彼女にとって看護を行うことは、神の法則を実現することであり、宗教実践と同じであった。
- 宗教によって支えられたというより、その生涯が宗教実践そのものであったように思われる。

文献

1. フローレンス・ナイチンゲール著、マイケル・D・カラブリア他編、小林章夫監訳：真理の探究、うぶすな書院、2005年
2. ナイチンゲール著、湯槇ます監修、碓井坦子他訳：ナイチンゲール著作集 第3巻、現代社、1977年
3. 上村勝彦訳：バガヴァッド・ギーター、岩波文庫、1992年
4. 上村勝彦：バガヴァッド・ギーターの世界―ヒンドゥー教の救済―ちくま学芸文庫、2007年
5. 長谷川明：インド神話入門、新潮社、1987年

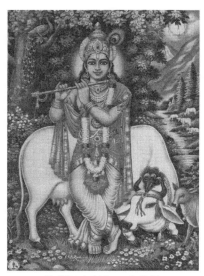

牛飼いクリシュナの図
文献5.p.63より

ナイチンゲールの宗教観

	記述	サブカテゴリー	
1	聖霊が、最初の聖霊降臨日に降ったと同じように、看護師にも降るとはどういうことでしょう？それは私たちが、その心も意志も主のものとして、あたかも主を看護するように看護することができるようになることえはないでしょうか（主は、患者への看護は主への看護と同じであると、実際に言っておられます）。神は《心》を求めておられます。それはすなわち、私たちにここで与えられた看護のしごとをするのに、その外面においても内面においても、いやむしろ外面よりも《内面において》、主に私たちの《すべて》を捧げるということです。それはこの訓練学校においては、愛、礼節、公正、正義、やさしさ、柔和などの心を保ち、病院においては、真実、誠実、活力に溢れた行動、純潔などの心、つまりすべて主のもたれる心をもつことです。これこそが、心から真実をこめて主に礼拝を捧げることになるのです。わざわざ協会に行ったりひざまずいて祈ったりしなくとも、《こうして》主に礼拝を捧げることもできるのです。	主を看護するように看護する	p.352、書簡_4
2	私たちは子供のころに祈ることを教えられてきました。私たちがまさに実生活の入り口に立ったとき、つまり私たちにいちばん祈りの必要なときに、祈りを捨て去ってしまうことは、何か悲しい割り切れない感じがします。宗教的な深みのない生活は薄っぺらなものです。とりわけ病院で働く生活の場合はそうです。なぜなら私たちに深い感動を与えるかもしれない最高のことも、私たちがそれを感じとって活かさないかぎりは、まるで無感動なものと化してしまうことは、経験してみればすぐわかることです。	看護は祈りによる宗教的な深みが必要	p.285、書簡_2
3	看護師であり続ける限り、私たちは常に患者とともにいるのです。そして、生きつづけようとしている人々や、死にゆこうとしている人々、あるいは、私たちのほかには彼らのために永遠の神と救世主への祈りを捧げる人もいない臨終の患者や、「看護師さん。どうしてこんなに暗いの？」と叫びながら死んでゆく貧しくいたいけな子供たち、これらの人々を前にして私たちが、自分には宗教からくる慰めや、贈り物はおろか、時にかなった一言の言葉も持ち合わせがないことに気づいたらどうでしょう。そのとき私たちは、いま自分でも感じていない自分の足りなさを、患者に感じて申し訳なく思うでしょう。患者のためにも、見習い生のためにも、あなた方が誘惑に負けることなく、聖なる神への「畏敬」の念をもち続けてほしい、と私は願うのです。	看護師は常に神への畏敬の念とともに患者の傍らにある	p.287、書簡_2
4	私たち看護師の皆に託された最大の信頼は、《自分自身》にあるということ、そして自分は仲間の女性たちの前で生きているのと同様に、神の前でも生きているのだということ、これをいつも忘れないでいようではありありませんか。	自分に託された信頼は、仲間と神の前にある信頼	p.303、書簡_2
5	〔看護のための観察〕そのような観察は宗教的な瞑想の一つなのです。なぜなら。神が人間に寄せられる慈悲心を見習うことは、宗教の最も大切な部分であるからです。自分の天職を充分に理解していなければ——とりわけこの〔看護という〕天職では——どうやって神の慈悲心を見習うことができるでしょうか。それゆえに、これを実践するための学習はすべて宗教を深めるための瞑想の一つともいえるのではないでしょうか。	看護実践は宗教を深めるための黙想の一つ	p.323、書簡_3
6	私たちが病棟を預かるようになったときも、誰がなんの「こわがる」こともなく病棟で祈りたいときにはひざまずいて祈れるよう、充分に気を配るでしょうか？病人とは無力なもので、静けさと思索と秩序を保つことについてはほどんど全面的に看護師に頼っているのです。そういう人たちに対する私たち看護師の限りない責任に着いて、よくよく考えているでしょうか？前にもお話ししたことですが、私たちは神に対すると同じように、誰に対しても「礼を失する」ようなことがあってはいけないのですが、そのことを思っていますか？	看護師は患者の静けさと思索と秩序を全面的に担い、思索と祈りの場を与える	p.349、書簡_4

第3部　ナイチンゲール看護講演会

	記述	サブカテゴリー	
7	私たち一人一人が、「あの看護師は、キリストももしあの立場であればなされるだろうことと、そっくり同じことをしている（あるいは、しようと勤めている）」といわれるようにありたいものです。 それにしても、これこそがすべての看護師の目標なのです。	神の意志のもとに仕事を遂行する	p.351、書簡_4
8	それは私たちが、この看護の人生において、現在も未来も、自分のためにはまったく何も望まず、ただ毎日の祈りの言葉どおり「御心が行われますように」と望んでいる自分に気づくことではないでしょうか。それは私たちひとりひとりが、主の御心を最高のものとして仰ぎ、主に信頼を寄せることではないでしょうか。《主の御心》という言葉の中には、なんと多くの意味が含まれていることでしょう。それは全能なる知恵と慈愛の心であって、それによって常に私たち看護師ひとりひとりは自分にとっての最善を《知り》、最善なるものを《望み》、自分の最善として望んだことを行うことが《可能》となるのです。	自らの仕事が神の意志でありますように	p.352、書簡_4
9	私たち看護師は、誰もひとりだけで立っているのではないことを忘れないで、最後まで誠実に居るよう祈っています。――（中略）この訓練学校のすべてが溶け合ってひとつの心とひとつ思いになり、ひとつの心とひとつ思いをもって行動し、看護師、ひとりひとりがまさにこのひとつ学校のものであると感じられる、その神の恵みに共に讃美と祝福を捧げましょう。それは、ひとりひとりの看護師は分け隔てなく、自分の属するこの母なる学校のものであり、また私たちをここへ遣わされた全能の父のものであるからであり、そして、わたしたち看護師ひとりひとりは、そのもてるものと存在のすべてを神に負っているからです。	看護師は一人で立っているのではなく、神と共にある	p.357、書簡_4
10	私たちをこの仕事に駆り立てるものは何でしょうか。それは、義務と知性と人間性と信仰（あるいは神との絆）とのすべてが、しっかりと仕事のなかで私たちと結びついたものです。私たち看護師は大変幸せなことに、その意志さえあれば、いつでも自分の仕事の中でこれをもつことができるのです。《そうであってはじめて》私たちは常に「世に勝つ者」の側にいることになるのです。これらこそが私たちの〈かぶと〉であり〈よろい〉であるのです。	看護の仕事への動機は、義務と知性と人間性と信仰のむすびつきによる	p.408、書簡_11
11	うんざりするような症例の患者の看護をしていたある人が、こう書いています。「私たち看護師は、患者を単なる『症例』として眺めていてはならず、自分が患者にできることは何かに思いを向けなければならない」。中略　ここに私たちの「人間性」、つまり人間仲間に対する私たちの情熱があらわれてくるのです。 そして最後に、しかも最後にして最初に、「信仰」が出てくるのです。	患者を単なる症例と見るか否かは、看護師の人間性と信仰からくる情熱に影響される	p.411、書簡_11
12	信仰とは何でしょうか。　中略　ともかくもその人の行動の動機となる力、それが信仰なのです。これらの動機のどのひとつをとってみても、それが絶対悪であるとはいえません。ただ私たちの仕事は、その報酬を要求できるにふさわしい価値はもっている《べき》です。 しかし真の信仰とは、その最高の形においては《生活》に表れてくるものなのです。真の信仰とは、今自分がしているすべてのことに全力をつくして打ち込むことなのです。神は、信仰とはその人の生活であり、信仰とはただ主よ主よと呼ぶことではなく、私たちの行いにおいて、それをいかに行うかにおいて、心をつくして行い、私たちの生活の《日々の仕事》を心をつくしてなすことだ、と言われていないでしょうか。 私たちは働きながら神にいつも「礼拝」を捧げていることができます。自分の日々の仕事から一瞬たりとも離れることなしに、そうすることができるのです。	真の信仰は、日々の看護を心を尽くしておこなうこと。それはそのまま神に礼拝を捧げていることにもなる	p.412、書簡_11

ナイチンゲール著、湯槇ます監修、碓井坦子他訳『ナイチンゲール著作集　第3巻』現代社、1977年

（1）「ナイチンゲールを支えたもの」
　　中島小乃美先生の講演会に参加して

井上　美代江

　聖泉大学看護学研究科の「ナイチンゲール看護研究会・滋賀」主催の第2回講演会が平成28年5月14日（土）14時から聖泉大学455教室にて開催された。講師は佛教大学保健医療技術学部看護学科准教授の中島小乃美先生で、テーマは「ナイチンゲールを支えたもの」である。中島先生は、臨床看護師として10年ほど勤務された後、種智院大学へ進学され「仏教における人間存在と救済」をテーマに研究に取り組まれている。

　講演の冒頭先生は、「みなさんを支えているものは何ですか？」と参加者に問いかけられた。先生は看護実践において、どうにもできない現象に出会い悩む中で、解決の糸口をみつけるべく研究に取り組まれたのだと感じた。

　今回の講演で、最初はナイチンゲールと宗教との関係とはどこにあるのか戸惑った。しかし、先生は「ナイチンゲールの背景」、「ナイチンゲールの信仰の背景」、「ナイチンゲールの著作から見える宗教観」、「インド思想との関係」について講義された。多くの資料をもとに講義していただいた。先生のまとめ（講義資料）を引用させていただき、学びを述べる。

・ナイチンゲールは、看護活動に入る前に、自分の信仰について熟考していた。そのため、多くの書物からその答えを見出そうとしており、その中に東洋学、インド学、仏教学者のものも多く含まれていた。
・オランダの東インド会社設立と共に、インド文化がヨーロッパに紹介されるようになり、インドの言語と、ヨーロッパの言語のルーツが同じであることがわかり盛んに研究されるようになった。そしてヨーロッパにないインド思想の深遠さに触発された学者や芸術家が多く現れ、彼女の周りにもそのような人物がいた。
・この『真理の探究』（1860年 ナイチンゲール39歳の著）には具体的にバガヴァット・ギーター（インド精神を代表する一冊　ヒンドゥ教の代表的な聖典　世界中に大きな影響を与え、1785年英訳されている）を引用したと明記されてはいないが、彼女の思想と共通する部分が多い。
・バガヴァット・ギーターそのものに傾倒したというよりも、自分自身の宗教的直観が確かなものであることを確信したのではないか。
・バガヴァット・ギーターの心は、仏教の心と共通するところが多い。そのギーターとナイチンゲールの思想との共通点をみることにより、よりナイチンゲールの心が理解できるのではないか。
・ナイチンゲールの行為は、この私がという「我」に基づいた行為ではなく、自分の行為すべては神の意志に近づくことであり、神に捧げられた行為として行われていた。彼女にとって看護を行

うことは、神の法則を実現することであり、宗教実践と同じであった。
・宗教によって支えられたというより、その生涯が宗教実践そのものであったように思われる。

　今回の講演で、ナイチンゲールは友人や知人との交流から世界情勢を学び、自分の信仰について看護活動前から熟考していたことに驚いた。例えば、ナイチンゲールの30歳代（1854～1856年　クリミア戦争で英国陸軍病院に看護婦長として派遣されていたのが34～36歳）の頃にインドはイギリスの直接統治下になっており、ヴィクトリア女王はインド皇帝を兼任していた。そのためヨーロッパにインド思想が入っていたと話された。インドとイギリスで生涯を終えたナイチンゲールとの関係はどうなのかと考えていたが世界情勢が影響していたことを知った。

　また、一番印象に残ったことは、先生がまとめの最後に説明されたナイチンゲールは「宗教によって支えられたというより、その生涯が宗教実践そのものであったように思われる」ということである。先生はナイチンゲールの宗教観についてナイチンゲールの著作集から12のサブカテゴリーを抽出されていた。その中に「主を看護するように看護する」「看護は祈りによる宗教的な深みが必要」「看護師は常に神への畏敬の念とともに患者の傍らにある」「患者を単なる症例とみるか否かは、看護師の人間性と信仰からくる情熱に影響される」などである。まさにナイチンゲールの宗教観と看護の関係が明らかになっていると感じた。

　自分が対象に提供してきた看護実践は神の行為として実践していたのか？対象に対していつ、いかなる場面であっても真摯に向き合いケアを提供してきたのか。と問われて私自身は躊躇なく実践してきたと言えない。職業として看護について、看護師の姿勢について、宗教との関係からていねいに示唆を与えていただいた。

　先生のお話から、宗教について考えるとは、看護実践において、意図する心がどこにあるのか！心をおちつける方法を知る一助になることであると学んだ。ナイチンゲールについて今まで全く知らなかった事柄に気づかせていただいた講演会であった。

2．第 2 回（平成29年）
テーマ・講師：ナイチンゲールの看護思想と病院

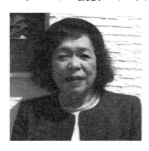

聖泉大学大学院看護学研究科教授

城ケ端　初子　先生

開催日時：2017年6月10日（土）13：00～15：30
場　　所：聖泉大学　455教室
講師略歴：石川県生まれ。看護師として臨床を重ね、看護研修学校（教員養成課程）で学んだ後、看護専門学校専任教員・教務主任。その後、看護系短大、大学、大学院の教育に携わり現在、聖泉大学大学院看護学研究科教授「看護教育学」領域（看護継続教育）担当。「ナイチンゲール看護研究会・滋賀」代表、医学博士
　　　　　著書『実践に活かす看護理論19』（サイオ出版）『ナイチンゲール讃歌』（サイオ出版）、訳書に『看護管理の基本』（共訳、医学書院）など。他論文多数。
内　　容：

ナイチンゲールの看護思想と病院

はじめに

　近代看護の基礎を築いたフローレンス・ナイチンゲール（Florence Nightingale, 1820-1910）は約150年前のイギリスで活躍した人です。当時のイギリスは最も繁栄したヴィクトリア時代で、経済的には発展していたものの、労働者の衛生状態は劣態で貧富の差も大きく人々の健康や寿命に大きな影響を与えていました。そのような時代の中で活躍したナイチンゲールの足跡をたどり、看護思想と病院に関する考えを学び、現代を生きる私達が何を学びうるかを検討したいと思います。

Ⅰ．ナイチンゲールの看護思想の理解のために
1．ナイチンゲールの生きた時代
2．当時のイギリスの労働者と衛生問題
　・上流階級（貴族や地主層）
　・中流階級（工場経営者や金融業者）
　・下流階級（労働者）

＊衛生問題
- ・都市の下水処理の問題
- ・飲料水の問題
- ・劣悪な住環境の開題
- ・貧しい食事の問題
- ・伝染病の問題
- ・その他

Ⅱ．ナイチンゲールの活動と才能
1．ナイチンゲールの臨床の経験
2．クリミア戦争における活躍
3．ナイチンゲールと看護学校
4．ナイチンゲールの執筆活動
5．先駆的な才能
　（1）看護管理者　　（2）病院建築家　　（3）統計学者　　（4）看護理論家
　（5）その他

Ⅲ．ナイチンゲールの看護思想
1．「看護覚え書」の全体構成
2．看護のメタパラダイム
（1）人間とは何か？（患者とは？）
- ・「看護は生きた身体に生きた心、身体と心が一体となって表現された感情とに働きかけるのである」→人間は身体と心（認識）を持ち、その両者を一体化させて表現する言動を手がかりにして生きている動物である。
- ・人間はたえず外部環境から物質（酸素や栄養素）を取り入れそれを作りかえて細胞の再生に必要なものとしている。また、身体維持に必要なエネルギーにし、不要なものを外部に排泄する生命過程を繰り返している。
- ・人間は環境と相互に影響しあう存在である。
- ・人間は自然治癒力をもっている

（2）環境（社会）とは何か？
①物理的環境　　②精神的環境　　③社会的環境
- ・環境の調整→空気、清浄な水、曖かさ、光、騒音、気分転換
　　　　　　　　ベッドと寝具、部屋と壁の清潔、排水、食事と栄養　etc
- ・環境の要素の欠如は、全体のバランスを失い、その調整や環境からくるストレスの対応に必要以上のエネルギーの消耗につながる。
- ・環境はその人をめぐる全てを意味している

・環境は人間と相互作用するものである
・環境によって人間は育てられる

（3）健康とは何か？（病気とは何か？）

病気とは「その経過のどこかで程度の違いがあるにしても修復過程であり、必ずしも苦痛が伴うとは限らないのです。つまり、病気とは毒され衰弱する過程を治癒しようとする自然の働きであり、それは何週間も何ヶ月も、時には何年も前から、気づかれることなく起こっていることで、このように進んできた以前からの過程のその時々の結果として現われたのが病気という現象なのです」（「ナイチンゲール看護覚え書」より引用）

・病気とは、修復過程であると捉えている
・病気とは、毒されたり（poisoning）、衰弱（decay）する過程を癒すとする自然のあらわれである。

（4）看護とは何か？

・看護とは「新鮮な空気や陽光、暖かさや清潔さや静かさを適正に保ち、食事を適切に選び管理する――すなわち、患者にとっての生命力の消耗が最少になるようにして、これらすべてを適切に行うことである」（「ナイチンゲール看護覚え書」より引用）
・看護とは「自然が働きかける最も良い状態に患者を置くことである。」
・看護とは自然の修復過程が順訓に進むように病人の生活のあり方（生活過程）を最良の状態に置いて、自然が修復過程を助けることである→看護職のなすべきこと
・具体的な方法論（「看護覚え書」）
　①換気と保温　　②住宅の健康　　③小管理　　④物音（騒音）
　⑤変化　⑥食事　⑦食物　⑧ベッドと寝具類　　⑨陽光
　⑩部屋と壁の清潔　　⑪体の清潔　　⑫おせっかいな励ましと忠告
　⑬病人の観察

以上からみるナイチンゲールの看護思想から病院をみてみましょう！

IV．病院とは何か？

「病院がそなえているべき第1の必要条件は、病院は病人に害を与えないことである」と明言した（ナイチンゲール「病院覚え書」より引用）

「生活の場」としての病院環境のあり方を、看護の視点から初めて解いたのがナイチンゲールであった。

では病院は、どうあるべきなのか？（金井一薫氏による文献[7]から）

1. 社会の中に病院が必要であるならば、「病院の本来の機能は、できるだけ早く病人に健康を回復させるところにある」においている。

第3部　ナイチンゲール看護講演会

なぜならば、病院は他のどこよりも病人の回復を促進する嚇でなければならないから。
しかし、「病院は健康回復のために存在するのであるけれども、人はともかくそれを忘れがちで、値段だとか、交通の便だとか、ただの好き嫌いなどによって建築場所を決めたがる」のが一般的である。

「何か建物を設計するにあたって求めるべき条件の第1は、それが目的に合致しているということである。こと病院建築に関していうならば、病人および負傷者を速やかに同復させるチャンスを提供するような建物を造ったときにのみ、建築家は自分の求める建築と経済とが実現したと自信をもってよいであろう」（ナイチンゲールの考え方）

2．病院は、病人の健康的な生活を保障するような場所と建物、加えてよき管理者を得ることが必要条件である。
・病院の条件に適さない場所には病院を建ててはならない。
・入院期間に対しては「内科的ないし外科的治療処置が絶対に必要である時期が過ぎたならば、いかなる患者も一日たりとも長く病院にとどまるべきでない。これは例外のない法則である。さて、それでは、日常の働く生活にはまだ適応できない。そうした患者をどうしたらよいであろうか。病院はすべての回復期患者のための分院をもち、またすべての地方行政、当局は回復期患者のホームを用意すべきである」→「回復期」の重要性

・なぜならば、「病気の間は、生体の機能は死滅したものや有害物を除去することに集中するが、回復期には、それが消耗を取り戻すことに集中することになる」からである。従って「病気についてのヒントの多く、というよりほとんど全部は、回復期には役に立たない」
・同じ病室に回復期と病相期の患者の同居は双方にとって良い環境とはいえない。

3．白宅に住むスタイルの中にこそ、看護の本来の機能は実現されるべきである。

V．修復過程（reparative process）を妨げる「害」について
1．看護とは「自然が働きかける最も良い状態に患者を置くことである」
　→自然の法則、生命の法則、健康の法則、神の法則
2．病気とは「その経過のここかしこで程皮の差こそあれ、修復の作用過程なのであり必ずしも苦痛が伴うとは限らないのです」
　→病気を修復過程として捉える

3．病院環境は、回復に向けて自然の力が発揮しやすいような状態を患者の生活過程の中に創り出していくことである。

　　◎病院が病人に与える害は、患者の自然の回復過程を妨げるあらゆるもの、あらゆる行為を指すものであり、結果として患者の生命力の幅を減少させてしまうといえる。

（1）空気の質の問題
- 「健康的な病院の備えているべき必須条件は、原則的には①新鮮な空気、②光、③充分な空間、④病人を別々の建物ないし、パビリオンに分けて収容すること」の4つである。
- 患者に悲惨な結果をもたらす病院の欠陥とは「病院の位置を設計中の欠陥およびそれらに付随する不完全な換気と過密である」と断言している。
- ナイチンゲール病棟

（2）栄養の質の問題

（3）かかわりの質の問題

VI．ナイチンゲールの看護思想と病院（むすびに代えて）

1．ナイチンゲールの看護思想が実践している看護に生かされているか？
2．現代の病院建築は望ましい問題の解決がされているか？
3．現代に生きる私たちに今、教えてくれること

文献

1）ナイチンゲール・F　湯棋ます監訳：ナイチンゲール著作集第2巻、現代社、1974
2）ナイチンゲール・F　小林章大他訳：看護覚え書（対訳）、うぶすな書院、2015
3）リン・マクドナルド、今井一薫監訳：実像のナイチンゲール、現代社、2015
4）金井一薫：ナイチンゲール看護論・入門、現代社、1995
5）薄井坦子：ナイチンゲール言葉集、現代社、2004
6）城ケ端初子：ナイチンゲール讃歌、サイオ出版、2016
7）金井一薫："病院が病人に与える害"について、石護研究、Vo124、No24、No2、1991
8）金井一薫：ナイチンゲール看護のキホン、プチナース、Vo117、No4、2008

第3部　ナイチンゲール看護講演会

（1）ナイチンゲールの看護思想と病院の講演を受けて

水主　千鶴子

　フローレンス・ナイチンゲール（Florence Nightingale）は、『ナイチンゲール著作集第2巻』の中で「良い病棟とは、外観の見事なことではなく、患者に常時新鮮な空気と光、十分な暖かさを供給しうる構造のものである」[1] と述べています。19世紀後半のイギリスでは冷房設備や器具は殆どなかったのではないかと考えられることから、暑い季節には窓を大きく開けて涼しい風を取り入れていたでしょう。寒い季節には暖房設備も石炭や薪ストーブだけでは十分な暖かさを確保することが難しく、毛布を何枚もかぶり湯たんぽなどを使用して身体を温めていたことでしょう。

　現代では、病棟はエアコンによって冷房・暖房が完備されているので、患者は夏も冬も快適な温度・湿度で過ごすことができます。また、病院用空気清浄機が設置されているので不快な臭気を嗅ぐことも少なく、汚染された空気を吸い込むことも少ないです。

　近代的な病院は病室の窓が施錠されていることが多く、患者が病室の窓を大きく開けて外の新鮮な空気を取り入れることが難しくなってきています。また窓を開けて空の色や山々など外の景色を見ることが少なくなっています。そのため長期入院している患者の中には季節がわからないという人もいます。病室の窓が施錠されていると、朝窓を開けて日光を浴びることができません。私たちは、朝起きて日光を浴びることで、ごく自然に体内時計のリズムを同調させている[2] のです。朝に日光を浴びる機会が減少すると体内時計のリズムが遅れ、日中に眠り夜間に覚醒するという昼夜逆転の状態が起きやすくなります。

　私は、約20年前に和歌山市内の介護老人保健施設の看護師長として働いていました。夜間の不眠を訴える高齢者が多く、処方された睡眠薬を何年も使用していました。私は、医師や理学療法士、看護師、介護職員と話し合い、高齢者の生活リズムを整えるケアを実施することを決めました。最初に行ったケアは、朝起きたら寝間着から普段着に着替えることです。寝間着から普段着に着替えることで気持ちよく1日を始められます。寝間着姿で人前に出ることをためらっていた高齢者も普段着に着替えることで自信をもって人前に出るようになりました。施設の行事への参加者が増え、高齢者同士の交流が増えました。さらに小学校の運動会などの地域の行事にもおしゃれをして参加する高齢者が増えてきました。

　次に行ったケアは、午前中の日光浴です。天気の良い日は午前9時から10時頃まで高齢者を施設の中庭に連れ出しました。中庭にいる高齢者は新鮮な空気を吸うことができるし、太陽の光を浴び、季節の風を感じることができます。歩行できる人は芝生に座り、その周りを車椅子使用の人が囲みます。ラジオ体操の後に、昔の歌謡曲を歌い、おしゃべりをして過ごします。それまでは午前中にひと眠りしていた人もこの日光浴で午前中に眠らなくなり、充実した時間をもつことができるよう

になりました。

　さらに行ったケアは、外出です。高齢者が施設のバスに乗り、希望する場所に出かけました。美術館や水族館、植物園、レストランなどが人気の外出先でした。外出することで、子どもたちなど若い世代の人々との交流がありました。月1回の外出を心待ちにする高齢者が増えていきました。外出することで、施設の単調な生活にメリハリがついたと思われます。

　このような高齢者の生活リズムを整えるケアを続けていくうちに、夜間の不眠を訴える人が少なくなり、睡眠薬の使用も少なくなっていきました。

　寝間着を普段着に着替えることや日光を浴びること、外出することは普通の暮らしでは当たり前のことです。高齢者が施設においても普通の暮らしができるように支援していくことが必要と考えます。看護師一人では何もできませんが、他職種と連携し、看護師がリーダーシップをとっていけば高齢者の暮らしはもっと豊かなものとなります。

　私は、介護老人保健施設での経験を通して、患者には常時新鮮な空気と光、暖かさが必要であるというナイチンゲールの考えを理解することができました。

文献

1）フローレンス・ナイチンゲール、湯槇ます監修、薄井担子ほか訳：ナイチンゲール著作集、第2巻、P223、現代社、1974
2）任和子編著：基礎看護技術Ⅱ系統看護学講座、P120、医学書院、2016
3）城ケ端初子編著：ナイチンゲール讃歌、サイオ出版、2015
4）北川公子編著：老年看護学系統看護学講座、医学書院、2018

（2）「ナイチンゲールの看護思想と病院」の講演を受講して

桶河　華代

　フローレンス・ナイチンゲール（1820年～1910年）は、英国の看護師、統計学者、看護教育学者、近代看護の生みの親と称されるが、わたし自身が実際にその当時の時代背景を理解していなかったように思う。今回、「ナイチンゲールの看護思想と病院」の看護講演を受講して、ナイチンゲールの生きた時代とナイチンゲールの看護思想と病院について学ぶことができた。

　ナイチンゲールの生きた時代は、産業革命が起こり、蓄積された財すなわち「資本」と、農業革命により過剰となった農村人口を都市が吸収した「労働力」を利用することにより、爆発的に生産力が向上した。「技術革新」「資本蓄積」「都市労働力の増大」のこれらの要素が、自然に関連し、

第3部　ナイチンゲール看護講演会

自発的に産業革命が起こったのはイギリスのみである。しかし、当時のイギリスの労働者は、上流階級、中流階級、下流階級と分かれており、衛生状態は、劣悪な住宅環境や貧しい食事、上下水道等の問題があり、特に下流階級の暮らしは豊かとは言えなかった。その中で、上流階級であったナイチンゲールが、父親から教育を受け、病院建築、統計学、看護教育と多彩な才能を発揮している。集団で教育を受けたことのないナイチンゲールが、看護教育者として看護学校を設立する、女性の自立を後押しできたのか、残された多くの書籍から読み解くことができ、ナイチンゲールの生きた時代を再確認することができた。

ナイチンゲールは、イギリスの劣悪な住宅環境から、「病院がそなえているべき第1の必要条件は、病院は病人に害を与えないことである。」（1863年「病院覚え書」）と名言している。ナイチンゲールが考案した病院建築は、『病院覚え書』（Notes on Hospitals）に図面入りで記されている。『病院覚え書』には、患者一人の療養空間として相応しい面積、ベッドの高さやベッドとベッドの間の距離についても、理想的な計算値が述べられている。

ナイチンゲール病棟は、当時の聖トーマス病院をはじめとして、世界中の病院建築に取り込まれ、実際の建物として現実的に機能した。ナイチンゲールは「生活の場」として、病院環境のあり方を看護の視点から解き、環境の重要性を繰り返し、何度も述べている。病院は、病人の健康的な生活を保障するような場所と建物、加えてよき管理者を得ることが必要条件である。しかし、現在の病院建築は、交通の便のよい場所に建てることも多くなり、働き易い動線や機能を備えたデザイン性と快適さを両立し、非常に高い耐震性や耐火・耐久性の技術、医療安全を備えて空調があたりまえにまっている。しかし、よい環境を整えた病院でも、実際に入院した患者は、早く自宅に帰るために医師や看護師の指示に従い、早く退院することを望んでいる。

最後に城ヶ端先生は3つの問いをむすびに代えている。1．ナイチンゲールの看護思想が実践している看護に生かされているか。答えとしては、ナイチンゲール看護思想と看護実践は別なものとして捉えている傾向があり、医療安全が優先されていることが考えられた。2．現代の病院建築は望ましい問題の解決がされているか？答えは、ナイチンゲールが環境の大切さ、換気の必要性を述べているにも関わらず、窓を開けるのに看護師長に鍵をもらう必要がでてきた。それでも当初は、看護師長から鍵をもらって窓を開けて換気していたが、いつの間にか面倒になり、若い看護師は習慣もなく、最近では窓を開ける等の換気をしていない現状である。3．現代に生きる私たちに今、教えてくれることは？答えとしてわたし自身は、「看護とは何か」、「看護師とは何」か、今一度、それぞれが考えて実践していくことが必要であると思われる。そのために「ナイチンゲール看護研究会・滋賀」が開催され、継続している理由である。

3．第3回（平成30年）
　　テーマ・講師：ナイチンゲールの生き方
　　　　　　　――慈愛と物事を正しく見る眼と強い心――

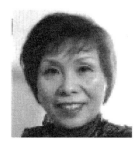

社会福祉法人旭川荘総合研究所
ナイチンゲール看護研究・研修センター長
川北　敬子　先生

開催日時：2018年5月12日（土）13：00～15：30
場　　所：聖泉大学　455教室
講師略歴：岡山県生まれ。産業保健師として勤務後、高等学校専攻科、岡山大学大学院教育研究科修士課程（教育学修士）学位を取得。総合病院看護教育担当、高等学校看護科申請認可、川崎医療福祉大学（教科教育法Ⅰ、在宅看護論担当）、医療福祉専門学校 学校長を経て現在、旭川荘総合研究所 ナイチンゲール看護研究・研修センター センター長に就任。『ナイチンゲールの「ヒューマンケア」の視点から見た看護教育カリキュラムに関する研究』他論文。著書：『「要点が分かる在宅看護論（共著）」国家試験出題基準対応の要点がわかる』（株式会社ピラールプレス）他
内　　容：

第3部 ナイチンゲール看護講演会

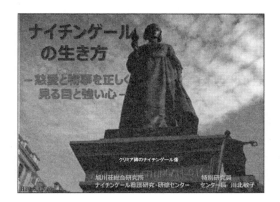
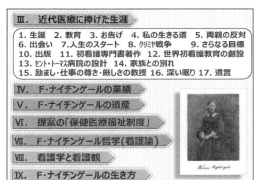
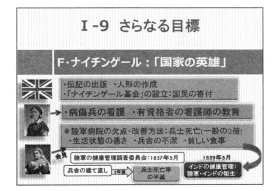
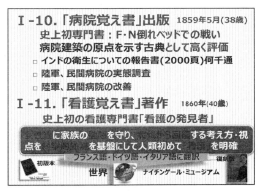
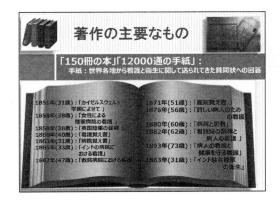
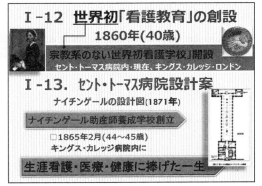

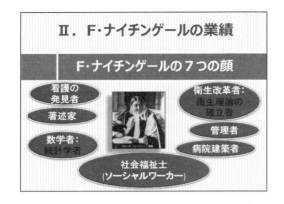
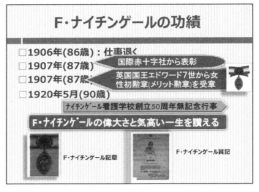
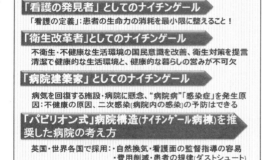
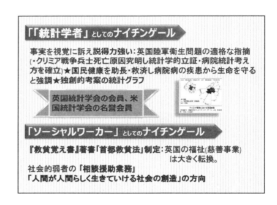
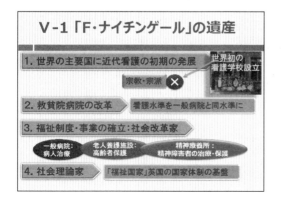
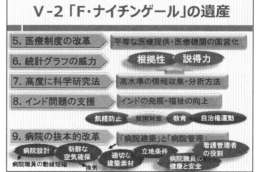

第3部 ナイチンゲール看護講演会

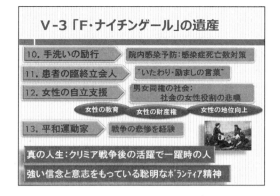

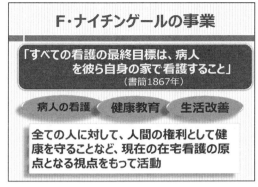

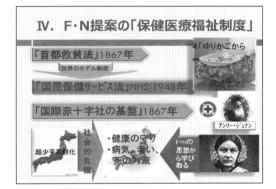

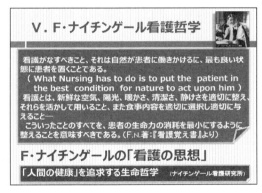

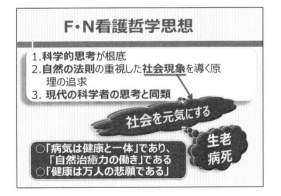

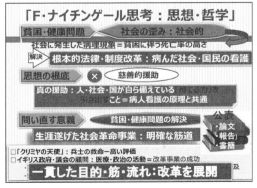

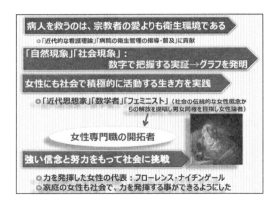
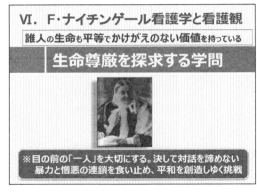
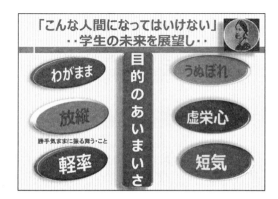
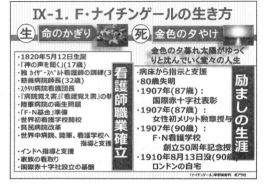
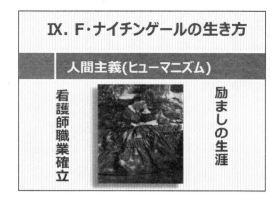
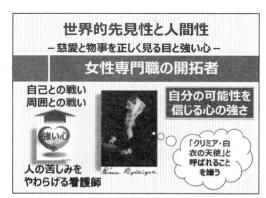

第3部　ナイチンゲール看護講演会

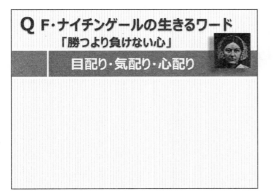

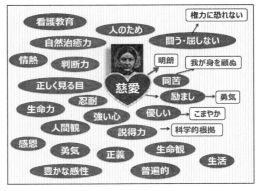

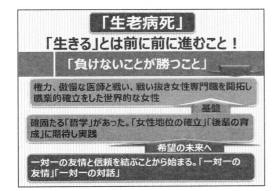

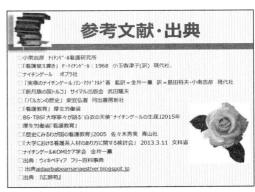

（1）ナイチンゲール看護講演会に参加しての学び
　　「川北敬子先生の講演に参加して」

奥田　のり美

　私がフローレンス・ナイチンゲール（以後　ナイチンゲールと称する）を知ったのは、今ら35年前の看護学生の時である。一番印象に残っているのは戴帽式にナイチンゲール誓詞を皆で唱えたことだけであり、ナイチンゲールの功績「看護覚え書」はただただ頭の上を通りすぎただけのような気がする。その後、20年余り臨床で看護師として働いてきたが、ナイチンゲールのことを意識して看護を実践した記憶はないように思う。

　その後、看護基礎教育に携わることになり、この時にナイチンゲールの理論を学ぶことになった。教員養成講習会、大学院で学び、さらに「看護学概論」、「看護理論」の講義を担当することになり、益々ナイチンゲールの偉大さに気づかされることになった。

　今回の講演会ではナイチンゲールの生き様を実感としてとらえることができた。特にクリミア戦争で、最後の傷病兵の看護を終えるまで、自分の身もやせ細りボロボロになってまでも、なぜ看護ができたのか、考えさせられた。ナイチンゲールの最後までやりとげる強い信念と患者に対する思いやり、自己に勝つ力を感じた。ただのお嬢様ではない。持って生まれた看護の天性だと考えた。

　ナイチンゲールは心理学の性格分析の中でも取り上げられることが多い。アメリカの行動科学者、臨床心理学者のテービー・ケーラー博士はナイチンゲールの性格の強みを献身的・鋭い観察力・誠実さ、そして特徴を意見、信念、判断を述べる能力がある人物と言っている。ナイチンゲールが持って生まれた天性が看護の世界に解き放たれたように思った。

　川北先生の講演を聞き「もっとナイチンゲールのことを知りたいと」思った。例えば、「病院覚え書」、1867年にいとこにあてた手紙になかで「すべての看護の最終目標は、病人を彼ら自身の家で看病すること」と言っているが、なぜそのように思ったのか等、興味を持った。

　「病院覚え書」に関しては、城ケ端先生の「ナイチンゲール賛歌」を読みナイチンゲールが考える病棟、病床が理解できた。1858年、ナイチンゲールは１床の広さを９㎡と言っている。それには理由があり、①隣接ベッドとの間に空気のよどみが起こらないように十分な空間をとる必要がある。②隣のベッドを妨害せずに、３、４人の者が立ち回れる空間が必要と述べている。日本では多床部屋では4.3㎡と法律で定められおり、これから建築する病院の多床室、個室は6.4㎡と医療法が改定された。この日本の法律の多床部屋ではナイチンゲールが述べている①②を実施することはかなり厳しいと感じた。

　「病人を彼ら自身の家で看病すること」に関しては、今の日本の現状を当てはめてはいけない。日本では医療費の削減のために在宅医療を推進している。ナイチンゲールのため息が聞こえそうだ。

川北先生の講演の中で、緩和ケア病院の役割はあくまでも患者が在宅で暮らしていくための痛みのコントロールだと私は感じた。ナイチンゲールは「訪問看護師とは貧しい人々の家におもむいて病人を看護するだけでなく、家族の人々が健康的に生活できるようにするために実際的な指導をする人」と、そしてナイチンゲールは訪問看護師を「乾いた大地を潤す雨の先触れであるひとひらの雲」にたとえ、訪問看護という新しい概念に対して「闘いにおける新しい飛躍の芽生え」と語っている。このナイチンゲールの在宅看護を、日本の地域包括ケアの現場に活かしていくにはどうしたらいいのか考える。

最後に、川北先生がお話しされた、イギリス、ロンドンでのナイチンゲールの軌跡をぜひたどってみたいと思う。ナイチンゲール博物館、セント・トーマス病院、ナイチンゲールが晩年過ごしたところ等、当時のナイチンゲールの思いを感じたい。

（2）ナイチンゲールの生き方
——慈愛と物事を正しく見る眼と強い心——講演会に参加して

齋藤　京子

今回、ナイチンゲール看護研究・研修センター長川北敬子先生の講演を拝聴する機会に恵まれた。1820年5月12に生誕したナイチンゲールが育った3カ所の家や、ナイチンゲール看護学校が外見はそのままにホテルや老人ホームに役割は変っても、存在しており、聖トーマス病院の写真やナイチンゲール病棟の設計図の資料から、書面や言葉だけでは伝わってこなかった外観の大きさ美しさ、換気を一番に考えた病棟の様子が「百聞は一見に如かず」に理解できた、またその時代に女性が成し遂げた事のすごさや苦労が想像を超えてリアルに伝わってきた。

新たな一面として、ペットにフクロウを飼っていたことやエリザベス女王から香水を送られたエピソード、川北先生が実際に香水を持ってきて下さり嗅ぐ事も出来、これがナイチンゲールの香りなのかと思いを馳せ、衣服を自分で縫っていたと言う器用さも持ち合わせたナイチンゲールの素顔に近づいた思いだった。実像の写真も厳しい表情のもの、クリミア戦争から帰って来た時のもの、晩年の柔和な姿など貴重な姿を拝見することができた。

81歳の時には全盲となるが、「聞く耳があり話す口がある」と語っていたと言われ、不屈の精神を感じた。また、その頃に日本人の津田塾大学創始者である津田梅子とも面会していることを知った。日本人との繋がりが実際にあったことも驚きであり、同じ日本人として少しでも関わりがあった事に対して嬉しくも感じた。90歳でロンドンの自宅で亡くなられているが、国葬を辞退しお墓も一般墓地に埋葬されている。亡くなった後のこともしっかりと示されていることに今日の意思決定

支援の見本のようだと感じた。白衣の天使と呼ばれることを嫌い、国葬を辞退するなど普通なら喜んで引き受けそうな事に左右されず、本質を追求するナイチンゲールの生き方を感じた。そうした、ナイチンゲールの生き方に影響を与えた人物の紹介があった。最初にその才女ぶりを作った土台は父親の存在なしには語れない。女性教育は不必要と言われた時代に父親から美術や音楽以外は家庭教師を雇い、また統計学はナイチンゲール自ら独学で学んだとされているが、それ以外の全てを教えた父親の学識もすごいと感嘆する、ナイチンゲールへの愛情も深く親子関係も良好だった故に他人への愛情や人としての正しい道を体感し、それがやがて哲学的な学問へと進んでいった土台なのではないかと想像された。その後もナイチンゲールに影響を与えた人物はいるが、良い出会いにより自らの思想を発展させていったと理解できた。

　ナイチンゲールの生き方には強い信念と努力をもって社会に挑戦し続けた姿があり、今では当たり前になっている女性の社会進出のさきがけであったのだと知った。卓越した頭脳から導きだしたことは、やがて看護哲学を構築するまでに至り、看護師の専門職としての地位を確立してくれた。人は一人では生きられず、どんな才能を持って生れてきてもそれを活かすも殺すも自分自身の人間関係から作りされていくことなのだと、ナイチンゲールの生き方から学んだ。自分を世の為に活かす事がすなわち自分の幸せにつながる、そのためにも人と人との対話を大切にし、共に話しあいながら前に進んで行くことが大事であると理解した。

　私自身も今この環境に居ることは偶然にも人との出会いがあり、自分の思いを言葉にした時、いろいろな事が動きだし、影響をうけ引っ張られ、少し前までは大学院に進むことなど夢の夢だと思っていたが、今ここに居る事のご縁や不思議さを感じている。これから先この御縁を活かすも殺すも私自身の努力にかかっているのかなと考えている。しかし、ナイチンゲールが教えてくれる思想哲学を自分の私生活に当てはめると、とてもではないが人様に看護を語れる立場にないなと恥じ入る。自分には甘くなりがちである、ナイチンゲールの哲学を学びとることはすなわち自分自身の生活も変容することなのだと思った。看護を学び続ける姿勢を大事に友や恩師と語らい自らも変容できるよう努力していきたいと思った。

（3）ナイチンゲール看護講演会に参加して

桶河　華代

　「ナイチンゲール看護研究会・滋賀」が主催する講演会は3回目を迎える。今回は川北敬子先生を迎え「ナイチンゲールの生き方——慈愛と物語を正しく見る眼と強い心——」というテーマであった。特に印象に残った「ナイチンゲールの在宅看護」について考察する。

まず、ナイチンゲールの在宅看護についてである。ナイチンゲールは、1876年"貧しい病人のための看護"と1893年"病人の看護と健康を守る看護"と年代を超えて2つの論文に「病院は文明の中間段階にすぎない」という全く同じ表現で示し、病院の存在自体をいつかは克服されなければならないと捉えていた。ナイチンゲールは、3ヶ月間ディーコネスの訪問看護の体験を経験している。そして、「よい訪問」については、「訪問者も訪問を受けた者も大きな恵みを受ける」と述べ、訪問する者の実践力の必要性を強調し、女性の能力の発揮する場を訪問看護に見出していたという。

　小川[1]は、1990年代から現在までの20年間以上の間、150年前の過去のデータと現在の対話を繰り返し、病院や施設がなくなるという気配はないが、「病人を彼ら自身の家で看護する」というナイチンゲールの期待はいまや少しずつ現実のものとなっているという。そして、ナイチンゲールの在宅看護の理念を日本の地域包括ケアの現状にもっと生かしていきたいとも述べている。2000年介護保険法が開始され、「訪問看護」という古くて新しい概念が見直されている現在、今一度、ナイチンゲールの在宅看護の理念に倣う必要があると考える。

　遠藤恵美子[2]は、近代看護での派出看護師の歴史をまとめている。1888年（明治21年）に専門の訓練を受けた看護師（Trained Nurse）が派出看護師の形をとって社会に第一歩を踏み出したので最初であった。派出看護師は、「病人との個人契約であり、病人の生活を丸ごと抱え込んで、ベッドサイドケアを中心に仕事をし、職業人としての自立性と責任性を保ちながら、主治医とはむしろ対立したのであった。その後、次第に増加してきた病院や診療所の看護師は、内勤看護師であり診療介助を中心に働き、主体性なく医師に従属したのとは対象的である」と記述がある（遠藤ら、1983）。つまり、看護師の始まりは、派出看護師（当時は看護婦といわれたが）であったと示している。

　イギリスや日本でも在宅看護というものは、古い歴史があり、病院看護と切っても切り離せないものであった。また、ナイチンゲールの生き方から、「看護師」という女性の専門職としての地位を確立した点は多くの経験や書物から一人の看護師として崇拝する人物であると改めて感じることができた。その生き方を少しでも身近に感じることができるようにロンドンを中心にナイチンゲールの軌跡を訪ねてみたいと思う。

文献

1）小川典子：フローレンス・ナイチンゲールが描いた21世紀における在宅看護　順天堂保健看護研究4　P1-12　2016

2）遠藤恵美子他：派出看護婦の歴史　勁草書房　東京1983

（4）「ナイチンゲールの生き方」講演からの学び

川瀬　さゆり

　ナイチンゲールについて、私が持っているイメージは、クリミア戦争で負傷した兵士のケアにあたり、ランプを手に病室を巡回していた姿から「白衣の天使」と呼ばれていること。そして看護学校を創設し、多くの看護師を養成しその後の看護学に大きく貢献した人物といったところである。現在では珍しくなってしまったが、私が学生の頃は、戴帽式で、ナイチンゲール像の前で「ナイチンゲール誓詞」を唱和、これから始まる長く険しい看護の道で生きることを誓った記憶は、良い思い出として今なお心に残っている。恥ずかしい話ではあるが、私自身はナイチンゲールについての専門的な知識を持たずに、看護実践と教育の場に携わってきた。

　現在は看護教員として日々看護師を目指す学生らとともに、看護とは何かを探求している。ナースキャップの廃止に伴い、戴帽式こそ無くなったものの、ナイチンゲールが唱えた看護師として生きていく上で大切にしなければならない事は、現在の看護学生にも伝えられており、その思想や哲学、看護師としての態度は現在の看護学生にとっても看護師の象徴として位置づいているように思う。

　今回、川北敬子先生よりナイチンゲールの生涯について、その業績、功績、看護の思想や哲学についての講演を聞き、ナイチンゲールが90年の生涯をどのように生きたのか、何を大切に生きていたのか、について理解できたように思う。今回の講演の中で、私が最も印象に残ったのは「励ましの生涯」という言葉である。看護師としても看護教員としても、ナイチンゲールは相手を励まし勇気づけてきたという話を聞き、ナイチンゲールはとても強くて暖かい心を持った人物だったのだなと感じた。そして最後まであきらめないことが、多くの功績につながり、その思想は看護の原点として私たちの心に定着しているのだと感じた。

　講演の中でも「自己効力感の低い人が多い」というお話があったが、現在の学生を見ていると私もそのように感じることが多く、そのことは現在の臨床で必要とされている状況判断能力の弱さにつながっているのではないかと感じている。そのような特徴を持つ彼らに対して、どのように関わり、刺激することで彼らの自己効力感が向上するのか、は日々私の課題でもある。今日の講演を聞き、相手を励ます強くて優しい心を持って関わることの大切さを学んだ。そしてナイチンゲールのように、ただ励ますだけではなく、自分自身が強い信念をもち、強くあることが何より大切ではないかと学んだ。今回の学びを今後の教育活動に活かしていきたいと思う。

第4部

研究会例会を通しての学び

1．研究会を継続する理由

大川　眞紀子

　「ナイチンゲール看護研究会・滋賀」は平成27年10月に発足した。それは、ナイチンゲールの看護思想は看護の基礎と捉えられているものの、臨床で活用されているとは言い難い状況にあると思えたからである。このような状況の中で、ナイチンゲールの看護思想と活動を知り、「看護とは何か」を今一度考えたいとする臨床と教育の人々の強い思いがあったからである。

　参加者は、「看護覚え書」は学生時代に学習しているが、臨床経験を経た今読み返してみたい、また多忙な勤務であるがゆえに看護について考える時間をもちたい、他者の意見を聞きながら話し合いたいというニードを持っている人たちが集まった。臨床の人は施設や経験年数、役職も異なる。教育関係者も専門学校の教員や大学の教員、また大学院や学部の学生と様々である。

　様々な背景を持った参加者が一堂に集まって、あらためてナイチンゲールの「看護覚え書」を読み返し、あらゆる看護理論の基礎であるナイチンゲールの看護を学ぶことによって、看護とは何かを考える機会を持つことは意義があると考える。

　以前は、休憩時など看護スタッフが集まった時に、患者の事を話し合ったものである。例えば、患者について、A看護師はうまくいかなくても、B看護師はトラブルなく実践できるのは何故なのかということが、インフォーマルな場でも話し合い、情報を共有していたものである。そこには、看護する者の仲間意識や、手ごたえがあった。今は、その時間もなく、スタッフの対話なくなってきているようである。上司と部下の関係に距離を感じているようである。このような状態があるので、利害関係のない集まりは有効である。

　経験の側面から考えても、優れた経験は豊富にあっても、殆どの場合意識されないまま個人の経験レベルとして見過ごされているのではないか。看護の質を高めるためにも、言語化されていない各自の経験を実践報告として記録に残していくこのような研究会が必要であると考えた。そして、それぞれの個人の経験を研究会のメンバー間でナラティブすることは経験知として他者と共有できる良い機会であると考えている。自分はこのような看護をするのだという自信と考えを持ち続けるにも、経験者の発表を聞く機会は必要である。

　看護を受ける人に「かゆいところに手が届く」看護を実践するには、看護師一人ひとりの思考力や判断力が不可欠であり、看護師の人間性も伴わなければならない。ナイチンゲールの理論は、古い過去のものだという意見も聞こえてくる。しかし、近代看護の祖を築いたナイチンゲールの功績が今の看護理論の発展の基礎になっていることを忘れてはならない。

　看護師として今後どのような看護をしていきたいのかを、ナイチンゲールの看護論を基盤にしながら「看護とは」について、さまざまな立場や臨床経験の異なる人たちと学び合うこと、実践に活

第4部 研究会例会を通しての学び

かすことが研究会の取り組みであり、継続していくことに意義があると考えている。
　事象には必ず歴史がある。ワイツゼッカー　旧西独大統領は、「過去に目を閉ざすものは現在も盲目」と歴史に向き合うことの重要性を説いている。

2．「ナイチンゲール看護研究会・滋賀」事務局を担当して

井上　美代江

　平成27年10月の「ナイチンゲール看護研究会・滋賀」発足から30年3月まで大川眞紀子先生とともに事務局を担当させていただいた。私が事務局を担当させていただいた経緯を少しお話ししたいと思う。
　平成27年4月に聖泉大学大学院　看護学研究科が開設され、城ケ端初子先生が「看護教育学領域」に教授として着任された。当時学部で「基礎看護学」の領域を担当していた私は、学長の筒井裕子先生（当時）から、城ケ端先生の講義にアシスタントとして入るようにお声かけいただいた。このようなご縁で城ケ端先生の「看護理論」と「看護倫理」の授業に入らせていただくことになった。
　同年6月、聖泉大学は30周年記念講演会を開催した。講師は城ケ端先生で、テーマはナイチンゲールの看護思想に関してである。その時の参加者からもっとナイチンゲールの看護思想を学びたいという意見をいただいた。
　その後、大学院の授業と平行して、城ケ端先生から、滋賀県内の看護職の方々に呼びかけて自主学習活動としてナイチンゲールの看護思想に関する学習会を開催しようとお話があった。興味深いお話であり、すぐに学部の「基礎看護学領域」准教授の大川眞紀子先生とともに3名で10月の研究会開催に向けて準備を進めた。会の名称、会則、代表および事務局、研究会をどのように進めていくのかなど話し合った。
　そして、同年10月に「ナイチンゲール看護研究会・滋賀」が発足した。第1回目の参加者は12名であった。10月の例会報告では、「第1回目は、自己紹介および本会への参加動機やナイチンゲールに関する私見など情報交換を行った。さらにナイチンゲールの生涯にわたる活動と『看護覚え書』より、映画『看護覚え書』をつくる会企画・制作によるDVDを視聴し意見交換、学びについて検討した」と報告している。
　2回目以降、この研究会はナイチンゲール著「看護覚え書」について1章ずつ城ケ端先生から講義を受け、その後参加者全員が自分の体験を交えながら学びを発表し意見交換を行ってきた。参加者は、病院で働く看護師、訪問看護師、院生、学部生、学部の看護教員であり、経験年数も様々である。人数は12名前後であった。

この研究会に参加して、臨地で働いている看護職の方々は忙しい状況にあっても看護について考えたい、話し合いたい、何とか看護の道標を得たいという思いをもって参加されていると感じた。看護教員もまた、同じ思いを持ちながら、一方では理論がどのように臨床で活用されようとしているのか知りたいニードを持っていると感じた。

　現在、多くの医療現場は医療の高度化、そして、入院患者の高齢化、重症化などで多忙であり、病棟のスタッフ同士で看護について話し合う機会は少ないのではないかと考える。このような状況にあって、この研究会は参加者に対して看護の本質を考える機会を提供できる一つの場になっていたと考える。私自身、ナイチンゲールの看護思想を学び、看護を実践されている参加者の体験談をうかがう貴重な学びの場であった。

　また、事務局から例会案内を作成し送付していた。この案内文書に城ケ端先生から先生の大切にされている写真の提供があった。写真を紙面に取り込み参加者の方々へ送付させていただいた。ウオーターロー広場のナイチンゲール像（平成28年2月の案内）、10ポンド紙幣に描かれたナイチンゲール像（平成28年9月の案内）セント・トーマス病院のナイチンゲール像（平成28年11月の案内）そして、ウオーターロー広場のナイチンゲール像のそばで城ケ端先生が映っておられる写真（平成29年1月）、などである。例会案内・ホームページへの掲載文書の作成は、私にとって参加される方との出逢いを想像しながらのひと時であった。

　研究会の事務局を担当するのは初めてのことであり最初は不安だった。しかし、研究会代表の城ケ端先生、事務局の大川先生にご助言をいただき、何とか務めることができた。事務局を担当することで、参加された方々と新しいつながりを持つことができた。
この場をお借りして、看護教育に携わる私に看護実践からの学びを語って下さった参加者の皆さま、そして、ご指導くださいました城ケ端先生、大川先生に感謝申し上げます。ありがとうございました。

3．研究会に参加して「看護」と「介護」を考える

桶河　華代

　「ナイチンゲール看護研究会・滋賀」に参加するようになり、看護において「理論」がどれだけ大切か、学びを深めるたびに感じるようになるのは、わたしだけではないと思う。看護理論の入り口として入るナイチンゲール理論であるが、出口が見当たらないのがその応えである。ナイチンゲール看護理論を学生の時に初めて学び、病院や福祉施設での看護、在宅看護を経験しながら、自分なりの看護観を確立してきた。しかし、学生に看護教育するうえで、「看護とは何か」「看護師とは何

か」をもう一度問い続けているのが現状である。

　特に在宅看護においては、2000年介護保険法が成立し、介護の専門職が登場し、「看護」と「介護」の違いを問われるようにもなってきた。診療報酬を見ると訪問看護は、訪問介護の2倍の単価であり、医療職としての専門性が必要なことは明白である。しかし、在宅療養者やその家族だけでなく、介護支援専門員（ケアマネージャー）までも理解していない現状である。平成24年4月から、介護職員等による喀痰吸引等（たんの吸引・経管栄養）についての制度が始まっている。そのため、食事介助や痰の吸引など、同じケアや医療的処置ができることで混乱は大きいと思われる。

　では、看護の専門性とは何か。「おひとりさまの老後」で知られる上野千鶴子（2015）も、在宅看取りを支える「ケアのカリスマたち」の著書の中で、訪問看護師のパイオニアである秋山正子に「介護と看護の違いは何か、介護職が看護職の仕事をカバーできないか」を聞いている。秋山は、看護には「急性期における状態の変化に対する医療的な目での観察が不可欠である」[1]と答え、「生活を観察して数字を記録する行為とそれが何を意味するかという判断がある」ことを説明している。また、教育歴の差、現場のトレーニング歴の差があり、介護職が看護職をすべてカバーできないが上下関係があるわけではないとも述べている。

　現場のトレーニング歴というのは、看護における継続教育であると思われる。城ケ端は「看護継続教育論」の著書のまえがきにて、「看護職にとって専門職者として最善のケアを提供するために必要な知識・技術・態度の向上を促進するための学習を支援する活動である」[2]といい、「看護職者は個々人として生涯にわたり能力の開発を維持・向上させるために努力していく責務がある。また、組織も個々の看護職者のキャリア開発を促すために看護継続教育の機会を確保していく責務がある」[2]と述べている。

　このように、看護職は専門職者として本人と組織が協働で教育に取り組んでいることが「介護」の教育とは大きく違うところである。そして、専門性を追求した結果として、スペシャリストである「認定看護師」「専門看護師」が登場してきた。また、車椅子への移乗に理学療法士、嚥下の査定に言語聴覚士など、他の職種にゆだねるケア内容もでてきた。専門性の追及に反対するわけではないが、看護としての専門性は何か、現在の医療技術が進むなかで見つめ直す時期であるのかもしれないと考える。「ナイチンゲール看護研究会・滋賀」に参加し、理論の大切さを学ぶと共に「看護とは何か」、「看護師とは何か」を常に考えて、看護教育をしなければならないと痛感し、もっと理論を学ぶ機会を増やしたいと思う。

文献

1）上野千鶴子：ケアのカリスマたち　看取りを支えるプロフェッショナル　亜紀書房　東京　2105　P138
2）城ケ端初子：看護継続教育論―キャリア開発と看護継続教育―　久美出版　京都　2016

4．患者になって気づいたこと～ナイチンゲール理論を通して～

奥田　のり美

　平成29年7月、9月と2回「ナイチンゲール看護研究会・滋賀」に参加して11月に大腸憩室炎のため1週間ほど私立の総合病院に入院した。特に9月の例会は「看護覚え書」終章であった。この章では、衛生面、看護技術のこと、女性と健康の法則に関すること、自然と病気治癒のこと等、様々な視点から、看護のなすべきことを論じている。記憶の真新しい時の入院であった。

　ナイチンゲールは「看護とはこれまで、せいぜい薬を飲ませたり湿布を貼ったりすること、その程度の意味に限られてきている。しかし、看護とは、新鮮な空気、陽光、暖かさ、清潔さ、静かさを適切に整え、これらを活かして用いること、また、食事内容を適切に選択し適切に与えること、こういったことのすべてを、患者の生命力の消耗を最小にするように整えること、を意味すべきである」と看護を定義している。「環境は人間の健康状態と密接に関係しているので患者をよい環境のもとに置けば、回復が早まります。健康な人が、よい環境の中で生活すればさらに健康の保持・増進ができます」と城ケ端は「ナイチンゲール賛歌」の中で述べている。

　私は、多床部屋はベッドとベッドの間が狭くプライバシーが守れないと思い、トイレのある個室にした。入院し持続点滴が始まり、絶食となり行動の自由がかなり奪われた。ベッドで過ごす時間が長く、シーツはすぐに皺だらけになり、包布の中からは布団が出てきていた。ベッドはぐちゃぐちゃの状態で、見てもすぐわかるくらいであった。しかし、ベッドを整えてくれる看護師は一人もいなくて、自分でなんとか行っていたが、なかなか綺麗にはならなかった。本当に寝心地が悪いベッドだった。部屋は埃だらけになった。看護基礎教育では、基礎看護技術の講義は環境から始まる。ベッドメイキング、シーツ交換等、療養環境を学生にはしっかり考えさせ環境の重要さを教える。臨地実習では受け持ち患者の環境整備から行う。しかし、なぜ看護師になったらしないのか。窓を開け、ベッドを整え、周囲の拭き掃除をするだけで、患者は1日元気に過ごすことができるのにと思う。これはまさしく、生命力の消耗を最小に整えることに直結することである。

　ナイチンゲールは、「衰弱した病人たちは、決まって掛け物の重さに痛めつけられており、その重さが安眠を妨害することさえ少なくない」「病人にとって睡眠がいかに大切で、その睡眠の確保のためには良いベッドづくりがいかに必要かを考えるならば、自分の職務のいちばん肝心な部分を『他人の手』などに任せられるものではない」と述べている。療養環境を整えることは看護師の一番重要な役割であると思う。しかし、臨床ではこの役割を看護師は果たしていないのが現状であった。

　ナイチンゲールは、「ほとんどすべての病気のばあい、皮膚の機能は、多かれ少なかれ、不満をきたしている。しかも多くの重篤な疾患のばあい、排泄はほとんど全面的に皮膚をとおして行われ

る。……病人の身体を不潔なまま放置したり、あるいは病人に汗やその他の排泄物が浸み込んだ衣類を着せたままにしておくことは、……身体にゆっくりと作用する毒物を、病人の口から飲ませているのと同じ結果となる」と述べている。

　私は入院中に一度たりとも清潔の援助は受けなかった。自分が拒否をしたのではなく、看護師から清潔に関しての提案はなかった。持続点滴をしているので、もちろん入浴はできない状況である。持続点滴の針の刺入部が手背に近かったので、セルフケアもできない状況であった。入院時は熱もあり汗もかいていた。退院してわかったことだが、清拭用のバケツはなく清拭という看護技術がこの病棟には存在していなかった。このことは、未だに自分な中では納得できていない。

　私は、外科系の病棟で長く働いてきた。術後1日目の清拭はアートだと思っていた。患者から「生き返った。頑張って元気になる」という言葉を聞くたびにそう思っていた。そしてそれは看護師として看護の魅力を感じる瞬間であった。清拭の存在がとても薄くなっていることが残念である。

　今後、看護師たちが、「看護覚え書」を読む機会が増えて、患者への看護に一つでも活かしていけるように、看護の基本に戻り考えてほしい。

5．新たな気持ちで看護と向き合う

松井　克奈子

　昨年（平成29年）の10月より城ケ端先生の「ナイチンゲール看護研究会・滋賀」に参加させて頂いている。「看護覚え書」は、学生時代より幾度となく読み返し内容を把握しているつもりでいた。看護教員となり看護の道を志した初学者である学生に、初めての看護技術である環境をナイチンゲールの教えに基づき教授してきた。しかし、実際にナイチンゲールが記した文章を一語一語丁寧に読み解いていくにつれ、自分自身が上辺だけで理解していたことに気づき、新鮮で新しい看護の素晴らしさを再発見したと同時に現在の臨床で行われている看護が素晴らしい看護とかけ離れてしまっていることに悲しみを感じ、中途半端に理解した状態で教授してきたことに申し訳ない気持ちでいっぱいになった。

　先日、同僚の教員と清拭技術に関する手技で議論になった。透析療法を受ける患者に対し、易感染状態にあるため清拭を実施するという学生の演習場面での出来事である。昨年度まで臨床で働いてきた教員は、学生に易感染状態であるのであれば看護師は手袋を装着して実施するべきであると指導したとの報告があった。それが患者の感染予防に繋がると。私は、易感染状態であるだけでなぜ手袋を装着し患者の身体に触れなければいけないのかと尋ねた。その教員は私の質問内容に絶句していた。臨床では当たり前であったこと、医療安全が大きく騒がれるようになり感染予防の一貫

として何の疑いもなく行ってきたのである。そんな質問をされるということは考えもしなかったとその教員は話してくれた。いつから医療安全というものに捕らわれる臨床になってしまったのか。そもそも医療安全は患者の安全を守る目的で広められたはずなのに、名前だけが先走り、患者の気持ちが置き去りになってしまっていると思う。私は、基礎教育で学生に患者の気持ちを一番に考えられる看護師に育ってほしいと強く願っている。だからこそ、手袋を装着した手で身体を拭かれる患者の気持ちはどうであるかを考えさせたい。私は汚いものに触れられているようで悲しくなるということを伝え、どのように工夫をすることで患者の気持ちを考えつつ患者の安全を守れるのかという方法を考えさせたい。

　20年前の臨床では清拭する際、手袋装着をせず実施してきたが、患者にも看護師側にも何の問題もなく経過していたのである。私が臨床にいた時、感染症を患っている患者、皮膚損傷がある患者に対してなどは手袋を装着して清拭を行ってきた。しかし、手袋を装着する際は、患者により快適に感じて頂くようにどのように行えばよいか悩みながら行った。その当時の臨床ではみんな患者の気持ちや立場を考えながら援助を行ってきたはずなのである。看護援助は、患者の生活を今よりも良いものになるよう手助けすることであると考えている。ナイチンゲールが言う患者にとって良い刺激になるように。今回の何気ない学生指導を行う中で、私自身が同僚教員に迷うことなく自分の思いを伝えられたことは、「ナイチンゲール看護研究会・滋賀」にて城ケ端先生のもと基本に立ち返り、気持ちを新たに看護と向き合えたからの行動であったと思う。

　私は、今年度、「基礎看護学」を担当することになった。そして、初めて看護の道を夢見て入学してきた1年生を担任している。看護師になりたいと目をキラキラ輝かせている学生と日々触れ合い、看護師になりたいと夢と向き合っていた頃の自分を思い出した。この輝かしい学生たちの火を弱めるのでなくどんどん燃やしていってほしいと強く願っている。「基礎看護学」は、学生が看護と出会い学びを深めて行く動機づけとなる場であり、また、個々の人間観・看護観を形成する上で重要な機会となる。現在、医療を取り巻く環境は、疾病構造の変化やより専門化・高度化、複雑な人間関係、さまざまなストレス、高齢社会、そして何より入院期間の短縮化や在宅医療の推進という、日々めまぐるしく変化してきている。その中で、看護に求められる役割も変化していかなければいけないと世間では言われている。

　しかし、私は、看護の高度化・専門化に向けての対応も心掛けねばならないが、新しい要求に対応するだけでなく、原点に立ち戻り、ナイチンゲールが「看護覚え書」に記した当たり前のことに焦点をあて本来の看護の力を振り返る時間を持つことが必要であると思う。私は、基礎看護教育の場だけでなく臨床にも原点に立ち戻れる機会があればと切に願っている。今後自らが少しでもその役に立てる方法を模索していきたいと思っている。今まで何気なく学生と関わり何気なく看護教育に関わってきたが、自らが大事にしていることを再確認出来、そのような機会を与えてくださった「ナイチンゲール看護研究会・滋賀」に感謝し、これからも多くの学びを期待している。

6.「看護基礎教育の中の役割と看護の再認識」

千田　昌子

　研究会に参加し、8ヶ月が過ぎた。この研究会に参加したきっかけは、日々関わる看護基礎教育における看護の原点に立ち戻るために。そして、同僚のすすめがあったことが、この研究会へ足を運ぶ様になったのを憶えている。この研究会の創設者である聖泉大学の城ケ端先生をはじめ研究会の世話人の皆様には本当に感謝している。特に創設者の城ケ端先生のナイチンゲールへの豊富な知識と認識や執筆された多くのテキストに出会うこと。それから研究会に参加するすべてのメンバーとのやり取りに心豊かな配慮など先生のお人柄に引かれ、いつしか月1回の研究会が癒される時間となっている。

　この研究会で「看護覚え書」を解読していく中で、看護の原点に戻ることの重要性を再認識する機会は、私自身看護の原点に戻ることや看護の本質を再認識するすべを得ていると自負している。看護基礎教育にかかわり日々看護の何を教授するかが大きな使命である教員にとって自分の看護観が大きな資源となることは言うまでもない。自分の看護に対する知識や看護への糧はまだ終止符に至っていないと思う。

　先日、基礎看護学実習Ⅰが終了した。対象学生は1年生で、4月に入学した18歳から30歳ぐらいまでの学生が、各グループ数名で臨地実習を体験する実習である。1年次のカリキュラムは、4月から3ヶ月間、主に机上で基礎看護に必要な専門職業人としての人間理解と科学的思考が高められるような基礎分野や「看護学概論」や「看護技術」など看護の土台となる看護学専門の看護の概念や人間における生活や療養環境を学んでいる。基礎看護実習Ⅰの期間は2日間と短い。学生の表情は、緊張と期待を持ちつつも硬く青ざめ、入院経験のない学生が初めて医療者側に立つという現状から、未知の世界に飛び込む戦士のような緊張した表情であった。その表情に、「今のあなた方の強みは何かな」と尋ね、「あいさつと笑顔」と答えた学生に思わず微笑んでしまい、「看護師の第1歩を踏み出すこの時に、冒険心をもって実習をはじめましょう」と声かけした。その後、表情がいくらか和らぎ、学校でのユニフォーム姿とは違いりりしく感じることができた。

　看護の初学者にとって、初めての臨床の現状に参加する中で何を学ばせるかは、引率する看護教員の手腕が試され影響する。看護基礎教育において学生が、看護職業人になるために自分自身に立ち向かい、冒険心を持って臨床の場に立つ第1歩は、ある意味これからの看護への重要なスタートとなる。私自身も基礎看護学実習Ⅰの引率は、過去の私に立ち戻り看護の過程を振り返り、看護の原則・倫理に戻り、新鮮な思いを持ちつつ学生の姿を客観的に捉える機会を与えられる唯一の時期にあたるといつも考える。

　基礎看護学実習はナイチンゲールの「看護覚え書」を意識し、人との関わりや看護の役割を目的

に学ぶ見学実習である。学生は、病院の構造や病床にいる患者及びベッドの周りに目を向け、病棟のあらゆる職種の人々に目をまわすようなしぐさを見せる。そして、環境における療養の場面、採光や換気、衛生面、食事また対象との関わりなど看護の実際を目の前にした。学生の驚きは否定的であったり肯定的であったりと様々な反応を見せ、五感で感じたものや療養環境の計測の実測から気づき学んだこと様々である。今回の実習施設は回復期の病院で、脳血管障害の後遺症や骨折の術後患者又は重症筋無力症、パーキンソン症候群など回復期や慢性疾患の患者が中心である。

入院の年齢も20歳代から90歳代とさまざまである。ほとんどの患者が、急性期の治療が終わり、1日3回または2回30分から1時間のリハビリテーションのメニューがPTやOTによって行われていた。疾患によりある一定の期間でリハビリテーションが行われ、期間を過ぎる前に医療者やMSWの調整カンファレンスが行われていた。地域包括へ調整が行われる現状に看護師の役割は何かと疑問を持つ光景があった。看護師は患者の情報特に身体面の状況や社会的背景と本人の意向などをすべての情報を知りえていると認識していたが、多職種の情報が明らかに退院調整に必要な内容であった。ここに看護の役割は果たされているのか？という疑問が浮かんだ。

この場面に参加した学生の記録に、医師に質問された看護師は答えられず注意を受けていた。その光景は怖さが印象に残ったと記載されていた。基礎実習は素晴らしいと感じさせる看護場面や看護師に出会う機会も多々ある中、困惑した表情の学生を目にする時期だ。

「看護覚え書」の補章に記載されている臨床に必要な観察や回復期には節度が必要であるという文面、回復期こそ患者を環境の重要性にある自然の中におくことの意味づけを考えた。看護の原点に戻り看護の役割は患者の修復過程が順調に進むようにすべてを整え常に観察力や洞察力を持ち、看護師であるという使命感が求められる。9月になると基礎看護学実習のまとめの会が行なわれる。このまとめでどのように「看護覚え書」を活用していくのか示唆していくことが求められるであろう。学生の感性の生きたまとめの会になってもらいたいものだ。

最後に、基礎教育の中で学生に「看護はアート・サイエンス・エビデンスである」と伝えてきた。ここで看護を共に学び示唆する者として、今後理論を用いて看護や看護実践をより具体的教授することが役割であると再確認せざるを得ない日々である。よって、自己研鑽し、今後も時間を調整しつつ研究会に参加したいと考える。

7．「ナイチンゲール看護研究会・滋賀」に参加して

吉永　典子

私は、公立病院で看護師長をしています。現在、病院は、患者の高齢化による認知症の増加、入

院期間の短縮、医療の高度・複雑化に伴い看護業務の密度が高まっています。このような環境の中、看護管理者として業務の効率化を進めざるをえない現状があり、また、人材育成を行なう役割も担っています。

　先日、川島みどり先生の講演会に参加しました。その中で、清拭におしぼりのディスポタオルを使用していることについてなげいておられ、日本の看護の現状を「効率優先の職場で、機械的対応に疑問を感じない環境」と、話しておられました。看護師の仕事は「診療の補助」「療養上の世話」と保健師助産師看護師法では謳われています。先述の清拭も療養上の世話ですが、清拭を単に行なうことと、看護における清拭とは異なるものと考えます。清拭をすることで、身体の清潔を維持することはおしぼりのディスポタオルでも出来るでしょう。しかし、お湯とタオルで行なう清拭による、気持ちよさや安楽性を体感しつつ、この行為により免疫力が上昇し自然回復力につながるという考え方、患者の安楽を図る技術は看護においてゆずれない技術であると、川島先生は話されていました。そして、「看護の真価は何か」とも問われており、現在の効率化重視の看護の現場を改めて、見直す必要があることに気づかされました。

　また、昨今「キャリア開発支援」といわれるように、看護管理者として看護師育成にも力をそそがなくてはなりません。日本看護協会は「ナースプラクティショナー（診療看護師）」「特定行為に関わる研修制度」を提案し、看護師の役割拡大を行なおうとしています。また、医師の働き方改革案には、「特定行為研修終了看護師の増員」が上げられている現状があります。これらは、看護師の業務「診療の補助」の部分ではありますが、看護師の役割拡大に伴いミニドクター化にならずに、あくまで看護師の役割拡大としての強い意志を各看護師は持つ必要があると考えます。これらを目指そうとする看護師にはミニドクターではなく、看護の価値をしっかりと考えられる看護師へと育成していく必要があると考えています。

　川島先生の言われた「看護の真価を問う」を考えるにあたり、今一度、私はナイチンゲールの考え方に戻り、「看護覚え書」「病院覚え書」を学び、看護の価値を考える機会を持ち続けたいと思っています。これらを目的として、この「ナイチンゲール看護研究会・滋賀」に参加させて頂いております。ナイチンゲールは、まだまだ医療の高度化も効率化も求められていなかった時代に、看護の基本となるものをまとめています。「看護覚え書」の「序章」では、ナイチンゲールの看護論の基本概念ともいえる「人間」「環境」「健康」「看護」が定義づけられています。改めて、これらをもう一度学び直すことでナイチンゲールの時代と現代の看護の相違から「看護の価値」を見いだすことが多くあると考えています。先日も研究会で「換気」について話しあいました。ナイチンゲールの時代は患者が狭い部屋に詰め込まれ、感染という概念がまだ存在しない中、ベッド間隔や換気についてナイチンゲールは考えています。現代は、診療報酬上の施設基準にも部屋の大きさの決まりがありますが、医療安全重視で窓がなかなか開けられない構造上の問題が存在し、自動空調ですべて空調は機械管理している現状があります。このような環境を、ナイチンゲールが重要とした環

境や換気の視点で考えることで、現在の看護を考えるにあたり不十分な点を見つけることができ、看護の価値を見出すきっかけの一つになると考えています。様々なことが便利になった現在、改めて看護の価値を見直すには、ナイチンゲールの視点で考察していくことにより、気づかされることが多いことに驚いています。これからも、ナイチンゲールの看護を現代の看護と照らし合わせ、「看護の価値」を発見し見いだしていき、現代の看護を改めて見直しを行なっていきたいと考えています。

8．ナイチンゲール看護研究会に参加して

寺澤　律子

　私が、「ナイチンゲール看護研究会・滋賀」に初めて参加したのは平成28年の夏でした。参加したきっかけは、偶然、職場に貼ってあった城ケ端先生の著書、「ナイチンゲール讃歌」に関する講演のポスターを目にし、初めて「ナイチンゲール看護研究会」について知ったことに始まります。以前から、城ケ端先生の書かれた書籍で看護理論について学習していた私は、城ケ端先生の講義を聴講して、私の中の看護に何らかのプラスになるものを得たいという期待と、私でもついていけるだろうかという不安が入り交ざった気持ちで「ナイチンゲール研究会」に参加をしました。

　ナイチンゲールについては、看護の礎を築いた先人として、看護学校で数時間の授業があり、戴帽式では「ナイチンゲール誓詞」を暗記して唱えました。授業では「看護覚え書」を読むということをしましたが、この研究会のように各章ごとに詳しく読み解くことはしていません。正直なところ、記憶にあるのは、この「看護覚え書」の理由のわからない読みづらさと難しさでした。

　私は、看護専門学校を卒業し、臨床に出て20余年、ヘンダーソンやロイ、ベナー、フィンクにキューブラロスなど、臨床では看護理論を参考に情報収集や看護カンファレンスを行い、看護展開をしていました。しかし、ナイチンゲールが近代看護に残した業績についてあらためて深く振り返ることもなければ、「看護覚え書」を手に取ることもありませんでした。ただ、臨床実習指導者として、基礎看護実習を担当した際には、「ナイチンゲールは環境について大事ですよって言ってるよね。清浄な空気、清浄な水、効率の良い排水、清潔、日光。だから患者さんの生活の場となるベッドサイド、病室の環境整備は大事なのですよ」と、「看護覚え書」について、まるで熟知しているかのような口ぶりで看護学生に話したものでした。今から思えば浅はかなことです。

　そして、「ナイチンゲール研究会」に参加した私は、まさに「目からうろこ」の連続でした。研究会では、ディスカッションをはさみつつ、「看護覚え書」を丁寧に読み解いていきました。その中で、なぜ、看護学生の頃に、「看護覚え書」について読みづらさと難しさを感じたのか、それは、

「看護覚え書」が著された経緯と当時の時代背景を知ることで理解することができました。当時のイギリスは産業革命のあおりを受けて、都市は劣悪な衛生環境にあり、病院では、人を看るということに関して教育を受けていない者が病人の世話をしていました。「看護覚え書」は、そのような社会を皮肉り、一般庶民、特に家庭内で家族が病気になった際にその世話を担う女性に向けて出版されたものだったのでした。さらにもう1点、当時は未熟な看護学生だった私に、看護場面を想起するほどの豊富な経験がなかったことにありました。各章ごとに、「看護覚え書」を丁寧に読み解き、「これってどういうことなんだろう」、「ここに書かれていることは解釈するとこういうことなのか」、「私にも臨床の中でこのような経験あるな」というように、看護の原点についての再学習と、臨床での看護経験を振り返り、それを演繹的に統合することで、さらに理解をすることができました。研究会では、このように「看護覚え書」を丁寧に読み解きながら、自分の看護経験を振り返るだけでなく、ディスカッションを通して参加されている他の方々の看護経験を知り、そのことからも学びを得る機会となりました。

　看護の世界は日進月歩、多くの先人たちが看護について論じ、現代看護を築いた貢献者となっています。またこれからもそれを引き継ぐべく、様々な視点から看護の尊さ、奥深さを築く貢献者は現れ、それに私は学んでいくと思います。でもやっぱり、私は「1周回ってナイチンゲール」に立ち返ることだろうと思っています。「ナイチンゲール看護研究会」に参加して得た学び、これから得る学びを、ナイチンゲールが礎となった看護の道を歩く1人の看護師として、私は後輩たちに伝え引き継いでいきたいと考えています。

9．「ナイチンゲール看護研究会・滋賀」に参加して

平木　聡美

　私にとって、「ナイチンゲール看護研究会・滋賀」への参加は、私の仕事である「看護」について改めて振り返る機会となった。30年ほど前、私が看護の道を歩み始めた時、初めて手にしたナイチンゲールの「看護覚え書」は、背表紙が色あせていた。今まで、本棚にしまったまま、ほとんど開けることもなかった。本の中を開くと、所々に線が引いてある。「すべての病気は、回復過程である。」「看護とは、新鮮な空気、陽光、暖かさ、清潔さ、静かさを適切に保ち、食事を適切に選択し管理すること――患者の生命力の消耗を最小限にするように整えること」等々、いくつか目に留まる部分があった。

　ナイチンゲールは、「環境」に焦点を当てて、患者にとって最も良い状態に整えることが、看護であるという。健康な時にはほとんど意識しない、呼吸する空気や水、光といったごく当たり前の

ものに目を向け、患者が置かれている「環境」に対して、私たち看護師の意識を高め、患者に合わせた援助の技術を一つずつ丁寧に提供することが大切であると改めて思う。ナイチンゲールの「看護覚え書」は、臨床で働く看護師が、患者さんとの関わりの中で、「こういう時、どうすることが良いのだろうか」「看護って何なんだろうか」と考えたり悩んだりした時に、自分の実践を看護理論に照らし合わせる場所、看護の基本に立ち戻る場所であると思う。

　今、臨床現場は、医療技術のめざましい進歩は言うまでもなく、患者を中心として多職種が協働するチーム医療の中で、それぞれの職種に高い専門性の発揮が求められている。今こそ「看護師は何をする人なのか」、看護の役割を明確に示すことが必要だと考える。また、今の時代を生きている人々の考え方や、価値観も少しずつ変化してきている。患者の生活の場は、病院から住み慣れた地域へと在宅医療が推進され、特定行為の関わる研修制度が始まり、看護師が働く環境も変化し拡大してきている。

　けれども、変わらないもの、変えてはいけないもの、それは「看護とは何かの」部分である。IT（情報技術）やAI（人工知能）のめざましい科学技術の発展があり、その活用がどんどん進んでいる。その一つにロボットによる介護が可能となった。ケアの受け手にとって、看護師による看護ケアも、ロボットによる介護も大した差はないのだろうか。もしも、受け手である患者にとって「同じ」であったとしたら、「看護は専門職である」という看護師にとって、大変な脅威である。今こそ、看護師は、「看護とは何か」「看護師は何をする人か」という原点に戻って、考えなければならないだろう。看護における「優しさ」とは何なのか。どういう行動をすることが、患者に優しく接するということなのだろうか。介護ロボットには代替できないものがある。対話や人と人との関係性、あたたかさやぬくもり、人間の生きる力を引き出すことは、看護師の本来の役割である。ナイチンゲールが言う、看護がなすべきことは、「人間が持っている自然治癒力が働きやすいように最も良い状態におくこと」であり、それは、「環境を整えること」である。どんどん変化し、目まぐるしく忙しい看護現場にいると、見えなくなっており忘れてしまっている大事なものを、私はこの研究会への参加により、とても新鮮な気持ちで、いろんな方々の話を聞きながら振り返る時間を持つことができた。そして、「看護」という職業の奥深さと素晴らしさに改めて気づかされた。

　最後に、「ナイチンゲール看護研究会・滋賀」代表の城ケ端先生、そして一緒に参加してくださった皆様に感謝申し上げます。ありがとうございました。

第4部　研究会例会を通しての学び

10.「ナイチンゲール看護研究会・滋賀」に参加して

髙島　留美

　私がこの「ナイチンゲール看護研究会・滋賀」に参加したのは、大学院生として看護理論を学ぶ中、近代看護を確立したナイチンゲールの看護思想や活動の知識を得ることを目的としていた。しかし、ただ著書を読むだけでなく、時代背景を知り、他の参加者の意見を聞くことで、自身の看護と照らし合わせ、少しずつではあるが看護のあるべき姿を考えはじめている。今回、この研究会参加を通して経験からの学びと、課題と思うことについて自身の考えを述べる。

（1）看護とは、環境を整え患者を最も良い状態へと導くこと

　私が参加した定例会では、「看護覚え書」第2章「住居の衛生」が取り上げられた。ナイチンゲールは、住居の衛生確保のために必須要素として、清浄な空気・清浄な水・排水・清潔・日光の5つをあげ、「これらを欠いて住居の衛生はあり得ないし、これらが不十分であれば、その不足の程度に比例して非健康的になる」[1]と述べている。定例会では、文章を読み解きながら、その当時の下水設備など劣悪な環境の説明をしていただくことで、ナイチンゲールの想いがよりリアルに伝わってきた。例えば、その時代は、貧困地域では川に汚物を流すため、空気は汚染し悪臭漂う環境であることを知った。ナイチンゲールは、「受けた教育や習慣のせいで、世の人々は家の衛生などということはひどく疎いため（中略）、あらゆる『不注意と無知』をさらけ出してしまうことになるのです」[2]と言っている。その、率直な言葉から、環境を整えることの大切さを、一人一人が理解して欲しいという強い想いを感じた。ふと私は、汚物室の換気が悪く臭気が廊下にまで漂う病院があったことを思い出した。また、入院患者に、交通量が多く危険という理由で、散歩や日光や外気にあたる機会さえ提供しないところもあった。そのことを、当初は不思議に思っていた。しかし、仕方ないから当たり前になり、いつしか習慣となってしまった。ナイチンゲールの想いを少しでも引き継ぎ、考え、改善することで、どれだけ患者に良い影響が与えられただろう。

（2）現代の感染管理を問う

　ナイチンゲールは、徹底した感染管理を行っているつもりでも、感染を恐れるあまり、かえって感染に関して避けるべきことを行っている場合も多いことを示唆している[3]。この言葉から思い出すのは、感染性腸炎である病院に入院していた患者のことである。その患者は、個室で隔離され、病室内に排泄物用のゴミ箱が設置された。それは、感染管理認定看護師の指示で、オムツを室外に持ち出すことで菌を撒き散らすリスク回避のためであった。そのゴミ箱は段ボール製で密封されておらず、常に病室内に悪臭が立ちこめていた。看護師が常に気をつけていたことは、自身が菌の伝播者にならないことであった。必要時以外は訪室を避け、感染防止のため家族の面会も禁止にした。この状況を見たとき私は、「感染を広めてはいけないし仕方ない。」と思っていた。しかし、ナイチ

ンゲールの考えを知った今、これが本当に看護であったのか自身に問う。その患者の入院環境は、閉め切った個室内でゴミ箱には排泄物中の菌が増殖し悪臭にまみれ、家族はおろか必要時以外に看護師は訪れない。訴えはない患者であったが、どれだけ身体的・精神的な苦痛を受け、エネルギーを消耗させていただろう。今、ナイチンゲールの言う「看護」を考えるならば、例えば、使用済みのオムツは菌を飛ばさないような方法を考えそのつど感染性の排泄物置き場に置き、家族は適切な感染防御の指導の下、面会を許可し患者に勇気を与える。看護師は、不断の心遣いを行い、患者の体調と精神面を支える。これらの看護の基本を行うと、早い段階で菌に打ち勝つ体力と気力が湧き、この患者の体調回復に2週間も要しなかったかもしれない。

（3）ナイチンゲールの生き方

看護の思想だけでなく、ナイチンゲールの生き方を知るだけで、自らの人として看護師としての姿勢を考えるきっかけになった。ナイチンゲールは、裕福な家庭に生まれ、看護の道を目指したが家族の猛反対に合った。ようやく看護婦になっても、地位は低く、男尊女卑という社会での看護活動は苦難を呈した。また病弱のため看護活動は2年半にしか及ばず、殆ど病床で過ごすという生涯であった。しかし、どんなことがあっても、看護の情熱を絶やさず、看護や病院のあり方を常に考え、勇敢に改革に挑んだ。「絶対にあきらめない」という言葉は、自身の使命を達成するという、執念さえ感じる。このような熱意を見習い、ナイチンゲールの思想を少しでも理解し、後進たちへと伝えていきたい。

（4）課題

ナイチンゲールの看護思想をいくら理解しても、看護実践が結びついていないことが大きな課題と考える。その一因には、現代は、医療安全、感染管理、個人情報保護が、以前よりも非常に厳重に施されていることにある。これは、前項の例で述べたように、感染管理や医療安全が最優先され、基本である患者への配慮を後回しにされることからも伺える。たしかに、看護や医療は時代とともに発展・進歩している。しかし、今だからこそナイチンゲールの言葉が輝いているように思う。ナイチンゲールの言葉をしっかりと受け止め、現代に対応した形で実践に活かせるようにしたい。またそれは、ナイチンゲールの生き方を見習い、「諦める」ことなく実現に向かうよう努めたい。

今回、僅かではあるが、「ナイチンゲール看護研究会」での学びとして、環境を調整することの大切さと看護師としての生き方を述べた。また、ナイチンゲールの思想と実践とを繋げることを課題とした。ナイチンゲールの考えは、とても深く広く、まだまだ知り得ないことが多い。私は、この研究会を通し、少しずつナイチンゲールの思想に触れることで幸せを感じている。そして、教員として、真の看護とは何かを学生と共に考え学び、実践に繋ぐことができる看護師を育てたい。

文献

1）フローレンス・ナイチンゲール、訳者代表小林章夫：対訳　看護覚え書　うぶすな書院　p35　1998

2）再掲　p39

3）再掲　p53

4）城ケ端初子：新訂版実践に活かす看護理論19　株式会社サイオ出版　2013

11．ナイチンゲール看護研究会・滋賀に参加して

田村　聡美

　ナイチンゲールの「看護覚え書」は、看護学校の夏季休暇課題のために本を開いたのが最初の出会いであった。当時、看護について初学者であった私にとって「看護覚え書」は、読み始めても表現や言い回しが難しく読みにくい印象があった。なんとか読み終え、ナイチンゲールが換気や保温、騒音などについて述べられ看護の基本が書かれている本であると認識した。それから20年以上、臨床で働く中でナイチンゲールをはじめ、看護理論を臨床に活用した経験はほとんどない。看護協会で行われる実習指導者講習会やファーストレベル研修に参加した際には、「理論を活用して臨床に活かす」といった内容があったが、絵空事のように考え理論を知らなくても実践能力があればよいと心のどこかで思っていた。しかし、臨床経験を重ねるごとに、実践能力だけでは行き詰ることが多くなり、いまのままでは何かが足りないと漠然と感じるようになっていた。そのような思いを持っていたときに「ナイチンゲール看護研究会」に参加し、ナイチンゲールの「看護覚え書」を約20年ぶりに開き学ぶ機会を得た。参加当初は、看護理論に対してさほど興味もなく、「ナイチンゲール看護研究会」ってどんなことをしているところだろう、どんな人が集まっているのだろうという思いと、病院以外の方と話をすることで自分の視野が少し広がるのではないかという思いで参加した。

　「ナイチンゲール看護研究会」は「看護覚え書」を、1ページずつ丁寧に読み進め、城ケ端先生が本に述べられている内容や、当時のロンドンの環境など時代背景について具体的に教示してくださったあと、参加者でディスカッションしていくスタイルである。参加者は臨床経験者や教員、看護学生など様々な立場の方がおられ、臨床では気づかない視点の意見が聴かれ、参加するたびに大きな気づきと発見が得られる。

　ナイチンゲールの「看護覚え書」には、何が看護であり何が看護でないか（What it is and What it is not）が書かれている。看護とは新鮮な空気や陽光、暖かさや清潔さを適正に保ち食事を適正に選び管理する。すなわち患者にとっての生命力の消耗が最少になるようにしてこれらをすべて適正に行うこと、たとえば、患者の部屋に入った時には1から10まで質問せず相手の表情をみて汲み取ることなど五感を使い看護の視点で環境を整えていくことなど具体的に述べられている。1章ずつ丁寧に精読し、ナイチンゲールの述べている内容は何を意味しているのかをディスカッ

ションすることで、「看護覚え書」は現在にも使える内容が多く述べられていると腑に落ちていく。私にとって「ナイチンゲール看護研究会」は臨床では学べないことを学ぶことができる場となっている。また、実践と理論を突合することのできる貴重な時間である。この夏から看護覚え書が終わり、「ナイチンゲール看護研究会」では「病院覚え書」を紐解き始めている。「病院覚え書」についても現在に通じることがたくさん述べられている。これからも「ナイチンゲール看護研究会」に参加し、城ケ端先生のお話を伺いながら参加者とともにディスカッションを行い、ナイチンゲールの生きた時代の情景を思い描きながら、現在にも共通して考えられることなど学びを深め視野を広げる機会にしていきたい。

12.「ナイチンゲール看護研究会・滋賀」に参加して

齋藤　京子

　フローレンス・ナイチンゲールの「看護覚書」は学生の頃に読んだ記憶があり、研究会参加にあたり、読み返してみた。しかし換気や水が大事であるという、当たり前と思えるような事が書いてあるだけで、時代背景も変わった今日の看護とどのように関連しているのか疑問に思った。
　研究会には時間が合えば参加する程度で4〜5回は参加したかと思う。
　ナイチンゲールの生きた時代背景や、それ以降の看護理論家たちに影響を与えている事など新しい知識を学んでいく度に、ナイチンゲールのすごさが少しずつ伝わってきた。しかし理論を実践にという肝心な処にくると、ぼやけてしまう感覚が残っていた。換気についてとても強く言われているが、排気ガスが充満していた頃ならいざ知らず、健康寿命が延びている昨今において、換気はそれほど看護に重要だという考えには至らなかった。また、訪問看護師として働いている私は、これまでにも、病院勤務時代排泄処理をした後はルーティーンのように換気をしていた、そしてそれは在宅でも当たり前のようにしていた。しかし介護者から「隣の人に人工呼吸器の音が聞こえるから閉めて」、「外から家の中が見えるし閉めて」と注意を受け、その家の方の気分を害した事に申し訳なかった、配慮がなかったという思いになり、余計なことをせず、その家のやり方に従うのが当たり前になっていった。そういう経験から、換気という事は次第にケアの外におかれるようになっていた。
　しかし、ナイチンゲールはくどいくらい換気について語っている、どうしてだろう？という疑問をもちながら仕事をしていた。ある日訪問先で排便後のオムツ交換をしていた。世間話をしながら、「孫がね、帰ってきても顔も見せに来てくれない、ご飯も作ってくれない」と淋しさを語っていた。日中は老夫婦二人で介護はご主人で、ご主人も病気を抱え横になっている事が多く部屋は常に異臭

があった。(そりゃー若い子なら鼻もきくし、臭いし入りたがらないやろうな)と思いをめぐらしていた、その時フッと、ナイチンゲールは何が看護で、何が看護でないかを説き、換気について一番にとりあげている、この家の換気についての私の看護は？いつから私はこの部屋の匂いに気づいていながら見て見ぬふりをしていたんだろう、と思った。

　早速、排泄処理が終わり、布団を整え暖房も近くに置き寒くないか確認した上で「寒いけど、少し臭うし窓を開けて帰りますね、ご主人に15分位したら窓をしめるように伝えておきます」と告げて、利用者から「そうして、有難う」との返事が返ってきた。帰りの車の中で城ケ端先生が言っていた言葉が思いだされた。「身体から出てくる匂いも身体を弱めることになり、人間が持つ自然に回復しようとする力を最大限ひきだせるような状態に持って行くことが看護」。なるほどと腑におちた感覚であった。たった換気をするだけのことである、しかし身体にストレスを与えないように換気をすることが、いかに自然が健康へと導くことと直接につながっているのだということを知れば、おろそかにはできない。それをすることが本人の今の悩みを即解決するのかという問題ではなく、私にできることは看護であるという事を改めて考えさせられた。

　いろんな家庭に行くと、どうしようもない問題もあるがそれに振り回され、自分の目の前の看護がおろそかになっていたなと感じた。

　ナイチンゲールの時代背景とは違うが今の看護に通じるものがあるということも納得できた。換気は大事だと表面的に知っていても本当に理解しなければ働きかけることはできない。研究会に参加しながら、自分の仕事を振り返り、ナイチンゲールならどうするのだろう？を常に考える事で理論を一歩深められたのではないかと感じている。

　今回換気を行った家での働きかけはとっかかりであり、その家に住む人たちがその必要性を理解し自らが実践していくことが大事である。一時的に換気はできても根本的な空気の清浄を考えられる変容が家族に起きないといけないのだと思った。「看護覚え書」は一般女性に向けた書物である。その家の人がナイチンゲールが伝えたい「換気」についての知識をもてるように働きかければ、より健康な生活へと変容するだろう。生活が整っていくことで、自身が抱える問題へも対処できるように変容できるのではないかと考えた。それができるかどうかが、私の看護の評価だと思った。そこにはどのようにアプローチをしていけばよいのか、私自身の課題は沢山あり、ナイチンゲール看護理論の伝道師として正しい知識をもち一般家庭に伝えていくことをこの研究会から学んでいきたいと思った。

13.「ナイチンゲール看護研究会・滋賀」に参加しての学び

浅居　美樹

　ナイチンゲール看護研究会では、毎回「看護覚え書」を読み、意見や感想などをディスカッションし、臨床に携わる人、教育に携わる人がさまざまな意見や感想を出し合って、ナイチンゲールの思想を実践に活かすことを目的に、自分自身の看護について振り返りを行うことができるという機会を与えて頂いた。

　看護学生の頃、授業のなかでの課題として、ナイチンゲールの「看護覚え書」を読み、看護とは？というテーマに沿ってレポートを書いたという記憶はあるが、「看護覚え書」に書かれていた内容までは、しっかりと説明することができない。また、書かれている内容について、深く考える機会もなかった。ナイチンゲールは著書のなかで、看護とは「新鮮な空気、陽光、あたたかさ、清潔さ、静かさ、これらを適切に整え、患者の生命力の消耗を最小にするように整えること」と述べていますが、これらひとつ、ひとつの根拠となる理論について、じっくりと考える機会や時間もあまりなかったように感じています。看護師は、医療の現場で実践を行う際、理論の応用が必要です。「看護は科学であり、看護実践には必ず、根拠が存在する」と学んだが、振り返るとただ多忙な病棟勤務のなかで、毎日ルーチンに看護業務をこなしているだけであり、振り返りもできないまま過ぎていたように感じています。

　病室の換気ひとつをとりあげてみても、自分の勤務中、部屋の空気が悪いと感じた時は、窓を開けて換気をしますが、換気とは、ただ窓を開けて、新鮮な空気を入れ替えるだけで、窓を少し開放し、時間を置いてまた後で窓を閉めておく、という換気の方法でした。冬季の場合などは、窓を開ける場所によっては、患者さんが直接入り込む冷たい空気にさらされたり、室温が下がりすぎることで寒い思いをする、という配慮はできていなかったと感じています。ナイチンゲールは、保温と換気について、「患者が呼吸する空気を、患者に寒い思いをさせることなく、外の空気と同じだけ清浄に保つことである」と述べていますが、実際に病棟看護師が行う換気とは、埃や悪臭の除去に伴う、必要性のある換気を行っているだけで、患者が呼吸する正常な空気を入れ替えるという理論に基づいたうえでの換気ではなかったと考えています。また、現在では病院の中の空気や室温は、空調管理がしっかりされているため、むやみに窓の開閉はできないからです。現在の病棟における病室の窓は、せいぜい10㎝程度開放できるのみで、新鮮な空気を取り入れるために、窓をあけるという慣習はあまりありません。そのため、いくら空調管理が整っている近代的な病院であっても、オムツ交換の後などは、悪臭のある、よどんだ空気が病棟内にいつまでも残っている感じがあります。入院患者さんの中でも、自分で病棟以外に出ていける患者さんは、こうしたよどんだ空気から一時的に離れ、新鮮な空気を取り入れるため、外に移動できる患者さんもいます。

　しかし、いつもベッド上臥床を強いられている患者さんには、よどんだ空気から避難することは

第4部　研究会例会を通しての学び

できず、仕方なく与えられた環境でしか生きていくことはできない場合、看護師は、ナイチンゲールの述べる、換気の重要性を考え、適切に病棟内の空気を清浄に保つ働きかけを行っていかなければならないと考えることができました。ナイチンゲールの思想から、看護の第一の原則は、患者が呼吸する空気を新鮮に保つことであり、看護とは人間に備わっている自然治癒力を引き出す働きかけを行うことであると学び直す機会を与えて頂きました。

　私は、「看護覚え書」の第3章、「小管理」を読み解くなかで、病棟においての管理者がなすべきことは、「いつもその場に居なくても、居る時と同じような対策が講じることができること」と自問すること。すなわち、「誰かが故意にせよ、過失にせよ、その処置を妨害したり、中止したりしないように手筈を整えること。それは、すべてを自分で切り回すことでもなければ、職務を分担させることでもなく、各人が自分に定められた職務を確実に果たせるようにすることを意味する」とあるなかで、病棟管理は、病棟スタッフみんなが行うもの、とナイチンゲールも述べているように、私自身管理者としての経験はありませんが、とても興味深い章でした。「管理」をするということは、自分が不在の時でも、いる時と同じように管理が行われることであり、自分はどんな対策を講じることができるかと自問すること。責任を持つということは、自分自身が適切な処置を行うだけでなく、他の誰もがそうするように手筈を整えるということであると学びました。

　「ナイチンゲール看護研究会」に参加されている方の大半は管理者として、医療の現場で活躍されている方々です。そのなかで、スタッフでしかない私にも、「小管理」を行っていかなければならない必要性や使命感を感じることができました。また、参加者の皆様から現場においての管理者としての悩み、こんな問題があった時はこんな手段を取りましたなどの興味深い話や、経験談を聞かせて頂き、とても勉強になり、参考にさせて頂けるような話題もいくつかありました。これは、医療の現場のみならず、介護の場、職場、学校など、どこでも通用すると思います。どんなに良い看護を行ったとしても、「小管理」が欠けていれば、すべてが台無しとなり、管理者が責任を問われることになりかねません。そのため、管理するということは、自分が不在の時も自分以外の者が同じ体制をとれるという風土を、みんなで作ることが大切であると学ぶことが出来ました。

　「看護覚え書」は、150年もの前に書かれたもので、現在とは社会状況が全く異なります。これだけ医療が進歩している今だからこそ、ナイチンゲールの教えに立ち戻り、看護の基本を学び直す機会であると考えます。臨床の現場では、看護実践に必要な知識や技術が必要です。そして、人間関係を円滑にしていくためには知恵や努力が必要です。私たちは、いつも何かを考えながら看護をしています。患者が少しでも楽になるように、患者自身が自分の健康を維持できるように、私たちが考える何かは、何かに基づいている、それが看護理論であり、看護職者として実践している自分自身の振り返りにも、この「看護覚え書」を読み、内容の理解をすること、臨床、教育と幅広い分野で活躍されている方々とのディスカッションはとても有意義な時間であると考えています。これからも引き続き参加させて頂き、多くの刺激を頂き、これからの実践に活かしていきたいと考えています。

14.「ナイチンゲール研究会」との出会い

高野　真由美

　私が、「ナイチンゲール研究会」を知ることとなったのは、滋賀県看護連盟で役員活動をしている時に、会長が参加されていることを知りお話しを聞いたのが始まりです。毎日大変忙しくされている大先輩が、時間があるときには参加することを楽しみにして参加されている、そこには何があるのかという興味でお口添えいただき、参加させていただくこととなりました。「ナイチンゲール研究会」の門は、大きく開かれていて私のようなものでも暖かく迎えていただきました。

　仕事を終えた看護職が、都合をつけ自主的に学ぶためにその場は設けられていました。ナイチンゲール著「看護覚え書」の章を、代表の城ヶ端初子先生が、現在私たちが直面している状況や場面にあてはめながら、一つずつ丁寧にひも解いていかれる。その過程や、考え方を学び、また同職種間からの意見を聞いて学びを深め、原点に返り現場に活かす。参加すると、何かしら心地よい、静かにけれど深く時が流れる体験をさせていただきます。

同じ章を学んでも、置かれている環境や状況によって、個々にそれぞれのとらえ方があるかと思いますが、日々看護の基本をあたり前だと感じていることに対し、原点に立ち返り考え直す。日々自分が行っている看護、自分の心のありようを実感し、整理して反省し、感心し、新しい考え方に出会うことのできる時間となっています。

　私は、医療の世界に飛び込んで32年になります。医療は日進月歩で、すさまじく変化をとげてきました。けれどどれだけ時代が進んでも変わらないもの、それは人間対人間の看護であると思います。愛情・悲しみ・苦悩・喜び・怒り・楽しみなど看護師は、病気をもったその人に寄り添い、自然治癒力が最大限に発揮できるように環境を整える。相手の立場に立ち、あらゆる方面から、個別性を踏まえてアセスメントする。ナイチンゲール死没後100年がたっています。100年以上も前に、私たちのありようを示したナイチンゲールの偉大さに敬意を表します。また、医療の現場にたずさわる後輩として、その教えを守り継承していかなければならないと思います。まさに、「ナイチンゲール研究会」は継承の場であります。患者は、看護者を選ぶことができない、誰がしても同じ看護が提供できるように意識を高め学習していかなくてはならないと強く思います。日々の忙しさや、目先の事に流されそうになっている自分がいますが、何事にも無駄はなくすべてが学びに繋がると感じています。

　素晴らしい学習の機会を与えて下さった皆様と、出会いに感謝申し上げます。

第4部　研究会例会を通しての学び

15.「ナイチンゲール研究会・滋賀」で学んだこと

漆野　裕子

　例会では、大学教員だけではなく、ベテランの看護師や看護師になるために勉強している学生など様々な立場から考えたことや、経験がディスカッションできる点がとても楽しいと感じました。
　私は看護師、助産師としての勤務歴のほとんどが産婦人科病棟勤務であり、他の科で勤務している参加者の経験や看護の実際などを聞けるのは大変貴重な機会です。そして、例会の参加者がそれぞれにナイチンゲールの「看護覚え書」を読んで共感し、ナイチンゲールのすばらしさを再確認し、看護の最も大切なことはどこで勤務していても同じだとディスカッションから学べた点はとても良かったです。
　看護師の仕事は毎日とても忙しく、看護をいかに効率的に行うかということが議論されることがあります。そのような中でも、看護をする上で大切なことは何かということを例会に参加することで思い出すことができました。特に看護学部の学生は、まだ業務の効率化というような視点はなく、「看護覚え書」を読んで、とても素直に看護の楽しさや素晴らしさを感想として述べられていて、自分の看護学生時代を思い出し、初心に帰る機会ともなりました。
　以前、大学院の講義で、ナイチンゲールが生きてきた時代背景や、生活環境、看護の実態などを聞きました。現在の日本の生活環境からは想像もできないほど劣悪な衛生状態や食生活の中で、患者は適切な看護が受けられず、それが原因で亡くなっていく患者が多いことも知りました。同時に看護が適切に行われることで救える命もたくさんあることは大変衝撃的に心に残りました。例会でナイチンゲールについて学んでいると、改めて看護という仕事を一生の仕事に選んで本当に良かったと感じました。看護の本質をもう一度みんなで勉強することは、また明日から、看護師として頑張ろうというモチベーションを持てる機会になっていると感じます。看護はチームで行うので、一人でも多くの仲間がこのような機会を持てればいいなと思います。

16.「ナイチンゲール看護研究会・滋賀」

堂脇　かおり

　今回、「ナイチンゲール看護研究会」に参加させていただき、城ケ端教授による著、「ナイチンゲール讃歌」を教えていただくことで、フローレンス・ナイチンゲールの思想となる背景や環境について、深く知る機会となりました。看護学生時代から、ナイチンゲールの看護思想や功績につい

て学んできましたが、研究会での講義を通じて、ナイチンゲールの看護思想は、19世紀から脈々と看護を実践する者に引き継がれていると強く感じることができました。

　ナイチンゲールは、イギリスの労働者の住居の環境問題点に着目し、衛生状態による環境が健康状態に影響を及ぼすことを住居環境の5つの必須要素として（①清浄な空気、②清浄な水、③効率のよい排水、④清潔、⑤陽光）伝えています。この5つの必須要素は、時代が変わっても、衛生状況が住民の健康状態に影響を及ぼすことを教えています。研究会での学びをもとに、在宅での訪問体験を述べたいと思います。

　家の中に正常な空気を保つためには、住居の構造が外気を通しやすくしていることが必要ですが、住居の構造上、空気の流れが困難な状況下や、自力で窓を開け、外気を取り入れられない状況が多々見られます。看護者は、外気が流れていない状況が及ぼす環境をアセスメントすることが大切です。訪問時、臭いがこもっていることも多く、換気を行うことで、防臭ができ、清浄な空気を感じることができます。気持ち良い空気というのもなんですが、大きく息を吸い込まれる方もいます。療養者は、換気を行うと空気の流れを感じてか「気持ちいい」と笑顔が見られます。在宅では、窓を開けられない状況や換気が難しいこともあり、当たり前に整っていると思う清浄な空気についても、清潔を保つ大切な条件だと思います。

　水道水がでない状況の家はまれですが、清浄な水を飲用することになると難しいこともあります。水の利用方法によって、健康を損なう誘因となり得ることを視野に入れて、清浄な水として使用できているか観察することが必要だと感じています。体を動かすことが難しい方が、ペットボトルに水を入れ継ぎ足しで、その水を飲用されていました。お腹の調子がよくないと言いながら、濁った水のまま飲用されていました。そのため、飲用している水が体調に影響すること、清潔な水が使用されているか、日々の生活習慣までもサポートする者は知っている必要があります。

　陽光が及ぼす影響で体験したことは、カーテンを開けず、薄暗い部屋で過ごされていました。訪問した際は、窓を開け同時にそっとカーテンを開けるようにしていました。訪問のうち何度か、立ち上がり「いい天気か」と窓から外をみて話されました。陽の光は、気持ちや気分変えるこができます。部屋の電気のあかりではなく、陽光が元気を引き出すことができます。陽光を取り入れることで、会話もはずみコミュニケーションツールとしても活用しました。

　現在、清潔に関するニーズも多様化するほど清潔に関心を持ち取り組まれる方がいる反面、住居環境の5つの必須要素を整えられない現状があります。いかに、衛生状況が健康に影響するのか、その状況に応じて必要性を伝えることが大切だと思います。整えられていて当たり前と思われる住居環境ですが、身体の状態や、経済的に整えることが困難なこともあります。困難だからと行わないのではなく、どうすれば、健康的な環境に近づけるのか、サポートしていく必要があると感じています。サポートには、フォーマルやインフォーマルな支援を利用して整える必要があると思います。そして、個々の健康でありたいと願う思い、意識を行動に移せるようなサポートが必要だとい

ます。

　ナイチンゲールの看護は、今の時代に健康になるために衛生状況を整えることが大切であると教えていると言えます。研究会により、このような学びを深めることができています。

17.「ナイチンゲール看護研究会・滋賀」に参加して

小島　唯

　私にとって「ナイチンゲール研究会」は、自分の目指す看護師像を見つめなおし、看護とは何かを自分に問う貴重な機会です。研究会には大学院看護研究科の方や近隣の病院で看護師として働いている方も参加されています。そのため、病院での出来事や業務を、ナイチンゲールの言葉に沿って多面的に学ぶことができます。私は、演習で学んだ看護技術や自分の経験を振り返り、どうしたら患者の回復を促進できるのか、入学したころの初心に戻って考えることができました。

　私は、参加したばかりのころは自分の考えを述べることができませんでしたが、今では意見や感想を参加者に伝えられるようになりました。また、参加者の方々や先生方の話から、現在の病院の様子を知ったり、学びを深めたりできます。看護師として働く上で、自分の看護観や論理立てて考察することはとても大切だと思います。その時々の患者の状態から、回復を妨げる要因を取り除くこと、その人に合った適切な看護を判断し行うことが求められるためです。研究会を通して、「ベッド柵の付け外すときは衝撃音や振動に注意しよう」「気づかなかったけれど、確かに外出などの変化がストレスの緩和になっている」というように、自分の意識や行動を変えることができています。研究会では、「看護覚え書」からの学びに加え、自分の行いを振り返ること、他者の意見を聞き自分も発言することを学びました。研究会で意見交換をすることで、看護師になるという自覚を強め、成長できたと感じています。

　ナイチンゲールは、新鮮な空気や陽光、暖かさや清潔さや静かさ、食事を適切に選び管理すること、つまり患者の生命力の消耗を最小限にすることで、自己治癒力が充分に発揮されると述べています。病気は回復のための過程であり、その過程を促進する環境を整えることが看護であると考えられました。領域実習や研究会で、患者の病気だけをみるのではなく人間として捉えることを学びました。空気、音、光など、あらゆる環境が看護の対象になるといえます。私たち人間にとって、外の新鮮な空気を吸うことや季節を感じることが、元気の源の1つになると思います。看護師として働くと日々忙しいと思いますが、患者を取り巻く環境が整っているか、という視点を常に忘れないようにしたいと考えています。看護は観察からだといえます。患者が何に不安を感じているのか、何に困っているのか、またどのようなリスクが予測されるのか、熟考し計画したうえで行う観察は、

新たな発見やより良い看護につながると考えられます。また、たとえ同じ疾病をもち同じ年齢・性別であったとしても、状況の捉え方や経過は一人ひとり違うといえます。そのことからも、患者を観察し状況や思いを知ることは重要であると考えられます。学んだことを理論で終わらせず、臨床で活用したいと思います。研究会を通して自らの看護観を養い自律性を高めることができ、このような活動に参加できたことをとても嬉しく思っております。今後も機会があればぜひ参加したいです。そして、より多くの看護学部生が、「ナイチンゲール研究会」に参加して下さると嬉しいです。

18.「今だからこそ、ナイチンゲール看護論を」

竹澤　恵

　本校の1年間の助産師養成の教育課程の中で、看護の原理原則や看護の視点をあらためて押さえながら、「助産」について教育する時間はほとんどない。既にこれらのベースを持っていることを前提に、助産師教育をスタートさせる。
　そもそも出産は病気ではない。病気の人を看ることが大半である病院施設の対人援助者達は、出産前後の母親と新生児を病人とは捉えず、健康な人であるから援助が要らない人と捉えがちである。それとともに、出産した母親と新生児は特殊な存在のように捉えがちである。しかし健康な母親と新生児の身体の中は、一生の中でめったに経験することがないダイナミックな変化が生じており、この時期こそ看護の原理原則を実践する必要があると考える。
　出産は自然の営みであるが、母親と新生児の身体には、劇的な変化が生じている。
　母親は、数時間から数十時間に及ぶ陣痛という痛みに耐えた後、胎児が母親の産道を通り抜け体外に産み出される。それは人の一生の中でも数少ない経験である。その分娩の時には、一気に500mlのペットボトル1本か、それ以上の出血をする。そんな多くの出血を一時的にすることは、日常生活では皆無に等しい。一時的に循環動態が変化したにも関わらず、出産後2時間を経過すると、いつもどおり歩行し、いつもどおりの生活をする。通常の生活をしながら身体回復をしていく。
　新生児も、母親と同様に大きな変化を遂げる。母親のお腹の中にいる時の胎児は、胎児自身で体温を作り出すことや体温調節することもしなくてもよい。また胎児は羊水の中で自ら呼吸をする必要がなく、臍帯の中を通る血管から酸素をもらう。母親の体外から生まれ出ると直ぐに、新生児自らによって空気を吸い込み呼吸をしなければならないし、自分で体熱を作りだし体温調節をする必要がある。いわゆる、生命をつかさどる部分が劇的に変化する。生命をつかさどる部分が、これから調整されて、正常に機能しはじめる時期である。この正常が、上位のレベルの正常になるよう支援することが看護者に求められている。

看護者以外で医療の知識を持ち合わせていなくても、母親と新生児は脆弱で擁護が必要な対象であると認識している人は多い。健康な対象であっても、より清潔な環境の下で、上位の正常レベルの健康を獲得する必要がある。しかし母親と新生児がいる場所は、防臭抗菌付きの汚染オムツを入れるオムツポットが新生児の近くに置かれ、空気が自動制御されたエアコンや、ハイスペックな空気清浄機が設置され、1つの部屋の中に同じ空気がグルグル循環している。抗菌、清浄という言葉がついていれば、安心安全な環境であると思い込まされるのか、この環境を本当に良い環境かという疑いはないのが現状である。

これらのことは、ナイチンゲールのいう [a process of poisoning or of decay] の考え方を基に、健康な母親と新生児という対象者に看護する必要があると私は考える（ナイチンゲールは、汚れた空気はポイズンであると言っている）。そこから環境調整の考え方を看護者が敏感になりながら、看護実践する必要があるとも考えている。今回は紙面の都合で環境の1例を取り上げたが、まだまだある。

これらの気付きは、ナイチンゲール看護研究会に参加させて頂き、改めて気付かされた。

看護の原点を見つめ直しながら「助産」を考えると、視野が広くなってきた。気づかせていただいた研究会に感謝をすると共に、この学びを助産師教育に活かして学生指導にあたりたいと考える。

19. ナイチンゲール看護研究会・滋賀に参加して

増田　繁美

1. 自己の看護実践を振り返り印象に残っている場面

私は看護師6年目の急性期病棟に勤務時、気管切開され人工呼吸器装着となったA氏の受け持ち看護師であった。A氏は入院後すぐに気管内挿管され、そのまま臥床生活が一ヶ月以上続いていたが、私たちはA氏の呼吸管理と最低限の清潔ケアをするだけで精一杯の毎日であった。A氏は意識清明であり、私たちの声かけにうなずいたり、口の動きで返事をしたりしてコミュニケーションをとることはできた。また、人工呼吸器をつけての日々の生活には苦痛な吸引処置を伴い、寝返りすらままならない状態であったが自己抜管などはされず、きちんとナースコールをして訴えをされていた。

そのようなA氏に、私は受け持ち看護師として何ができるのかと考えていたとき、A氏の誕生日がもうすぐであることに気がついた。私がチームに話すと、みんなが「お誕生日会をしましょうよ」と言ってくれた。チームが今のA氏に何かうれしい事を感じてもらいたい気持ちであることがミニカンファレンスで確認できた。みんなの同意を得られ、誕生日会の準備は着々と進んだ。

当日、私たちは手作りボードと風船などで部屋をにぎやかに飾り、A氏が絶食であるにもかかわらず食べられそうな形態のものを考え、手作りレアチーズケーキとお茶の用意をしていた。誕生日会には主治医も進んで参加し、集まれるスタッフみんなでA氏のお祝いをした。A氏は始終笑顔がみられ、ろうそくの火を消すために少しギャッジアップの姿勢をとり、火をなんとか吹き消すことができた。みんなの拍手の中、「ケーキ、食べたい。」とA氏は初めて希望の言葉を言われた。ケーキはA氏用に準備していたが、私たちは雰囲気だけでもと思っていたので、みんなが驚いた。家族が「だめよ、食べられないから良くなったらね。」となだめていると、主治医から「みんながついてるから食べていいよ。」と許可がでた。A氏は介助でケーキを食べることができ、一段と嬉しそうであった。さらにA氏は、誕生日会の後も部屋の飾りは「このままにしておいてほしい」と言われ、片付けないことにした。この出来事をきっかけに、翌日からA氏の食事が開始となった。

2．看護理論からの考察

　A氏は、突然寝たきりを余儀なくされ、日常生活においての自立が奪われた状態であった。そのうえ、病状の改善はみられず、本来なら鎮静が必要なほどの苦痛な処置ばかりの生活が続いていた。長期にわたってひとつ二つの部屋に閉じ込められ、毎日毎日、同じ壁と同じ天井と同じ周囲の風物とを眺めて暮らすことが、どんなに病人の神経を痛めつけるかは、ほとんど想像もつかないであろう（ナイチンゲール、2005）、とある。このようなA氏の状況は精神的だけでなく生命も消耗し、計り知れない苦痛があったと考える。

　また、変化が病人の生命に活力を与え、また生きる喜びや楽しみを与え、回復過程を助ける大きな要因になるのだという思考も見えてきます（金井、2005）、ともある。私たちがA氏の誕生日を祝ったことは、A氏の単調で苦痛な入院生活に変化をもたらし、楽しい時間を過ごしたことでA氏の希望を導き出せたのだと考える。そして二次的に食事が開始となったことは、さらにA氏の生活の幅を広げる援助となった。A氏にとって経口摂取することは、消化管の回復と生命を維持するための栄養補給となった。また、諦めていた食事という当たり前の生活習慣が戻り、楽しみや喜びとなりA氏のQOLの向上に繋がったと考える。

　看護の本質を追求するための1つの手がかりになるのは、看護理論である（城ヶ端、2013）、とあるように、看護実践を看護理論で考えたときに自己の看護実践が看護であったかを確かめることができたと感じる自己の看護実践場面であった。

3．研究会に参加して

　私自身が勤める病院は、病院理念から看護理論はナイチンゲール看護論を基にしたKOMI理論を取り入れて看護展開をしている。しかし、日々の実践は診療報酬や制度上の縛りから迷うこと・悩むことの連続であり、看護のものさしとなる理論が大切であることを痛感している。看護をチーム

で行うということは、いつも同じ看護が行われるように、患者にとって看護になるものをチームで共通理解しておくことが必要である。チームが看護の視点でケアが行えるように、看護を導く理論を基に共に考え成長していけるよう働きかけることが看護管理者に求められる。

「ナイチンゲール研究会・滋賀」は、様々な施設や立場から参加する人の意見を聞くことができる場である。私にとって、日々の看護実践や疑問について振り返り考える時間となっている。この研究会で他施設の方の成功体験や頑張っておられる話、悩んでいることを聞いて共感することは看護を再確認し、自身の意識を高めることができ、明日からの活力に繋がるものとなっていると感じている。

看護とは、人間が生命を維持するための生活過程を整え、細胞一つひとつの回復過程を助けるために働きかけることである。治療の限界があっても看護の限界はない。最期まで生命体にとって害となること・消耗を最小限にし、生命体の持てる力・残された力を維持・高める働きかけによって、その生命の質を高めることができる素晴らしい業であることをこれからも継承していくために学び続けたい。

文献

金井一薫（2005）：ナイチンゲール看護論・入門、P155～156、現代社

ナイチンゲール著、湯槇ます・薄井坦子他訳（2005）：看護覚え書（改訳第6）、P104、現代社

城ヶ端初子（2013）：実践に生かす看護理論19、P11、サイオ出版

20. 看護実践者である今だから気付けること

田村　好規

　私がナイチンゲール看護研究会に参加したきっかけは、当時の看護部長からの紹介でした。看護学校を卒業して医療現場で仕事をするようになってからは、仕事についていくことにとにかく必死で、「看護」について考える余裕がなかったように思います。今回、看護部長からの紹介を受け、ナイチンゲールについて改めて学ぶきっかけにしたい気持ちで研究会に参加することに決めました。

　ナイチンゲール看護研究会には大学の教員や看護師、看護学生といった方々が参加しています。城ヶ端先生の講義形式で話が進み、先生の知識や経験を交えてナイチンゲール著の「看護覚え書」をわかりやすく解説していただきました。「看護覚え書」といえば看護に携わる者なら知らない人がいないくらいナイチンゲールが書いた有名な著書で、看護の基礎が詰まっています。

　私は「序章」、「食事」、「小管理」、「音」の会に参加しました。城ヶ端先生の話をお聞きしながら

「看護覚え書」の内容を丁寧に振り返ってみると、現代でも十分通用する内容に驚かされます。看護学生の時は想像でしかなかったことが、看護実践を行っている今だからこそ「ああ、こういうことなんだな」と気付かされることが多かったです。

　「看護覚え書」の中で特に印象深いのは序章の以下の文章です。

　　「経験を積んだ観察者が最も痛感させられること、それは、一般の病気にはつきもので避けられないと考えられている症状や苦痛が、実は全くその病気などではなくて、全然別のことから生じている場合が非常に多いということです。すなわち、新鮮な空気や陽光や温かさ、また静かさや清潔さ、さらには食事を管理するうえでの時間の規律や気配りなど、こういったことの一部または全部が欠けていることが原因となっているのです」[1]

　仕事をしていて、病院での騒がしい環境がいつのまにか私にとって日常になっていたのですが、入院患者にとっては全てが非日常です。自分が入院することになればやはり新鮮な空気や温かさ、静けさ、清潔さといった管理された環境を望みますし、その方の回復が早いことは間違いありません。上記のように管理された環境が常に提供できるようにしていきたいものです。

　「看護覚え書」の文脈や城ヶ端先生のお話からナイチンゲールの性格を想像することができます。また、序章の最初に一般原理の認識について書かれていますが、その反証に反する意見も書かれていて、ナイチンゲールの聡明さや厳しさ、この仕事に携わることへの責任や目に見えないプレッシャーを感じることができます。更に、2016年に行われた佛教大学の中島先生の特別講演で「ナイチンゲールにとっての看護の源流」や「ナイチンゲールにとって看護は宗教実践そのもの」という内容からナイチンゲールの看護観に触れることもできました。

　ナイチンゲール看護研究会に参加することで看護の基礎を学び直すことと同時に自分の看護を見つめることができました。いかに良い医療やサービスを提供していても看護が不十分であれば患者の生命力は消耗していきます。看護の実践者である今だからこそナイチンゲールについて学ぶことは価値が高いと感じています。

文献
　1）フローレンス・ナイチンゲール　小林章夫他訳：看護覚え書　うぶすな書院　p3　2015

第5部

ア・ラ・カ・ル・ト

「ナイチンゲール看護研究会・滋賀」に関する学内における会報等に掲載されたものを次にあげた。

1．聖泉大学教育後援会会報vol.5（2015年11月発行）
30周年記念講演会～第1弾開催～

　6月20日455教室において、筒井学長の挨拶に始まり本年発足した大学院の城ケ端教授による30周年記念講演が行われました。講演は「ナイチンゲールの看護思想～今、ナイチンゲールから学ぶもの～」と題し、予定時間をかなりオーバーする非常にバイタリティーあふれる内容でした。

　講演内容は、ナイチンゲールはクリミア戦争に看護団を引連れ従軍しました。そして、僅か半年の間に傷病兵の看護を行うと同時に病院の管理や野戦病院の医療全体の衛生状態の改革を行い、イギリス軍の死亡率を42.7％から2.2％にまで下げる事に成功しました。医療行為の内容は変わらないとすると、その時代ナイチンゲールが実践した看護の取組が成果に繋がり、その内容は看護理論の底流として150年経過しても輝きを失っていません。中でも、「看護師（＝看護学）の役割とは患者（＝人間）に寄り添い治療後体力の弱っている患者のもつ自然治癒力を最大限引きだし修復過程に専念できる環境を整えることであり、医師（＝医学）の役割とは一線を画すものである。」このナイチンゲールの描く看護師像こそ、21世紀の現代にあっても、「今、ナイチンゲールから学ぶもの」として、これからも看護理論（＝研究）の中核に位置付けられる存在との印象を持ちました。

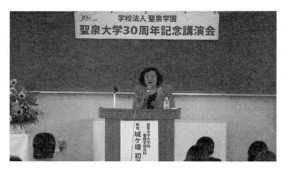

2．聖泉大学教育後援会会報vol.6（2016年3月発行）

　近代看護の礎を築いたナイチンゲールの名前は広く周知されていますが、その実像や看護思想について十分に知られているとは言い難い現状もあるように思われます。私達看護師にとってその思想は看護の基礎となるものであり、臨床で自分の看護活動の基礎となるものである。また、臨床で自分の看護活動に不安を感じたり、その看護を振り返り評価したり、再度看護に取り組む原動力になるものであります。

　当研究会では、ナイチンゲールの看護思想を再度学習する自主学習会を10月よりスタートさせています。臨床の看護師と教育担当者、看護学生と一緒に学び合う場として開放しています。看護職の方々であればどなたでも大歓迎です。

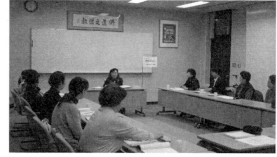

3. 聖泉大学教育後援会会報vol.7（2016年7月発行）
ナイチンゲール看護研究会～第1弾開催～

　去る5月14日455教室において、本研究会の主催者城ヶ端教授による挨拶に始まり、「ナイチンゲールを支えたもの」の演題のもと佛教大学准教授中島小乃美先生による講演が行われました。

　中島氏は、「ナイチンゲールの描く看護師像は、看護学を研究する自分自身を重ね合わせた時、その宗教観に根ざした姿勢の厳格さに圧倒された」この気付きにより、研究対象として取り組んだ経緯の説明がありました。

　ナイチンゲールは、厳格なカトリックの家に育ちながら毎週教会に通う保守的な信徒ではない、合理的ユニタリアンと称される。看護師の役割は、体力の弱っている患者に寄り添う事であり、一人の人間として一人の患者（＝人間）と向かいあう事を意味する。そこに、宗教観に根ざした看護師（＝人間）としての厳格な倫理感が求められる。

　看護師として患者と向い合う事により得られる「真理」とは、単にキリスト教の教義に従う事で得られる物ではない。ナイチンゲールは、広くイギリスと交易の始まったインド思想のヒンズー教や佛教への造詣の深まりと共にその理解を深めてゆく。その深求の先に、「宇宙とはすべてを超越した神の権限ないしは具現であり、人間は意識を変えることで、自分や自分の世界に内在する神を体験できるという思想である」の結論に行きつく。

　職業の看護師として生きるとは、患者のもつ運命（＝神の意志）に贖う事ではない。当時、戦場で・病院で死にゆく人に対して護る看護師達に残された道は、唯祈ることであった。この現実に対して、ナイチンゲールは宗教の内面に切込み合理性を持ち込む事により、今日の学問として看護学に道筋を付けた。

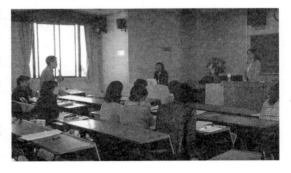

　ナイチンゲールを支えたもの、それは「真理の探究」そのものではなかったのか？

4．平成28年度活動報告書　つながり

ナイチンゲール看護研究会に参加して

看護学部2回生（平成28年当時）　小島　唯

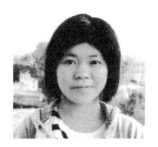

病気は回復過程である

　一般的に、「病気」というと、「苦痛を伴うもの」もしくは「それまでの体内への何らかの蓄積の結果として起こるもの」と思われがちです。

　私は、ナイチンゲールの看護覚え書を学ぶまで、「病気」に対して負のイメージをもっていました。しかし、ナイチンゲールは、「病気というものは必ず苦痛を伴うとは限らない」、「毒され、衰弱する過程を改善しようとする自然の業」であると言っています。つまり、病気は健康への修復過程であり、その終結は病気の状態と、その修復作業、そして修復にかかる看護の過程で決まるのです。

　私は、ナイチンゲールの「病気は修復過程である」という考え方を知り、これを原点として看護に携わっていきたいと強く思いました。病気の種類にはたくさんありますが、修復過程においては、それは同時に「生きる喜び」を考えさせるものであると思います。

　「神が定めた本来は治るものである」とナイチンゲールは言っています。看護師は治療というより看護をすることで、その人の幸せや生活を支援していくことが重要だと学びました。

看護は回復への変化を支える

　私が特に印象に残っているのは、「音」と「変化」の二章です。「音」の章では、「不必要な音や、心に何か予感させるような音は、患者に害を与える」ということを知りました。病室で行われるヒソヒソ話は、患者に「自分のことを言っているのではないか」と心配させることになります。患者の立場に立つとは、故意でなくても患者に気を煩わせないように気づかいをすることだと思います。患者は大抵医療者に気を使っていて、その恐れが症状を悪化させることがあるためです。一方、孫のはしゃぎ声や好きなテレビの音など、患者にとって大切な「音」もあることに気づきました。ただ、静かにするのではなく、患者の「病気を治す力」を消耗させず引き出せるよう、配慮できる看護師になりたいと思います。

　「変化」の章では、「変化が回復の手段になる」ということを学びました。変化は音の部分とも関連すると言えます。「静かである」とは、言い換えれば「変化がなく単調」であるのです。健康な人が毎日、学校や仕事に行くように、入院しても他の患者さんや看護師との会話、季節の移り変わ

り、旬の食材を使った食事、好きな絵を飾ること、レクリエーションに参加すること、寝てきりであれば身体の向きを変えること、衣類の着脱や入浴において、変化をつけることが可能です。専門職として相手に合った変化を取り入れられるよう共に考えること、相手の変化に気づくことが大切だと思いました。「変化」の章での学びから、「学生が実習に来ること」も患者にとっての変化になるのだと気づきました。私たちにとっては短い期間ですが、患者にとっての変化になるのです。患者に少しでも「良かった」と思って頂けるよう、臨地実習に臨もうと思います。

臨床看護師の経験を聞き、成長の糧にする

　「ナイチンゲール看護研究会」では月に一度、本学内で学生、教員、学外の看護職の方たちが集い、ナイチンゲールの「看護覚え書」を通じて、ナイチンゲールの考え方や看護を学んでいます。私にとっては、現在看護師として働いている方から臨床のお話を聞かせて頂ける貴重な機会となっています。また、「自分が目指す看護とは何か」を自分自身に問いかけることができます。学生として自分の意見を表現することにも少しずつ慣れ、自分の成長につながると考えています。本学の学生の学生の皆さんも興味があれば、ぜひ足を運んで頂きたいのです。私たちと一緒に看護を学びましょう。お待ちしています。

5．聖泉大学教育後援会会報vol.9（2017年8月発行）
──ナイチンゲール週間企画講演会──

　聖泉大学看護学研究科の「ナイチンゲール看護研究会・滋賀」主催第2回講演会が6月10日（土）13：00から本学455教室にて開催されました。講演は、研究会代表の城ケ端大学院教授による「ナイチンゲールの看護思想と病院」をテーマに第1回目と同様予定時間を超過する熱い講演になりました。

　講演は、ナイチンゲールの生きた時代背景と、僅か3年ともいわれる臨床経験と戦場での実践活動から帰国後、3年あまりの期間で執筆された「看護覚え書」を検証する事から進められました。

　検証を進める上で、著書の根底にある「人間＝患者とは」「環境＝社会とは」「健康とは」のそれぞれの問いかけを通して、具体的な方法論としての全13章から構成される「看護覚え書」に行きつく。

　その後、ナイチンゲールは「病院覚え書」を執筆する。社会に於ける病人の健康的な生活を保障する場所と建物としての病院の必要性を説き、そして加えてよき管理者としての看護者の役割を著す。修復過程における「看護とは」「病気とは」「病院環境とは」、その答えは自然の中で生活している人間社会への考察の先に、人間（＝患者）に寄り添い、向かい合う事により得られるナイチンゲールの説く看護思想の深遠さに気づかされる。

　近代看護の始まりは、時代背景の中で生まれた。そして時代は常に変遷し、そこに生活する人々の環境も変わる。しかし、人間のもつ「自然治癒力＝生命力」は変わらない。ナイチンゲールは、この根源に光をあて合理性を持込み、看護を文字通り学問（＝科学）として確立したからこそ、執筆から150年経過してもなお臨床の現場で輝き続けるものとの感想を持ちました。

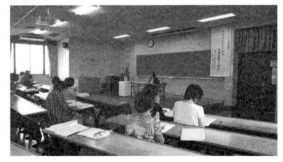

6．聖泉大学教育後援会会報vol.11（2018年10月発行）

～看護の母ナイチンゲールの信念～　　聖泉大学　看護学部4回生　小島　唯

　平成30年5月12日聖泉大学455教室において、「ナイチンゲール看護研究会・滋賀」主催の講座「ナイチンゲールの生き方・慈愛と物事を正しく見る眼と強い心」が開催されました。開催当日は、看護師・著述家など多方面での活動・業績を残したナイチンゲールの誕生日です。本日の講師は、社会福祉法人旭川荘総合研究所ナイチンゲール看護研究・研修センター長の川北敬子先生でした。
　ナイチンゲールは、書籍の著作や看護学校創設なども行っており、看護師を専門職として確立した開拓者であるといえます。彼女は、科学的根拠をもって看護を実践しました。また、対象者の「持てる力」を引き出すという看護哲学をもち、慈愛に満ちた態度で後輩育成を行ったと言われています。講演では、参加者自身が「生きるのに大切にしていること」、終盤には「ナイチンゲールはどのような人か」を考え、意見を出し合いました。「ナイチンゲールや看護について学ぶ」という共通の目的で集められた方々と意見を共有し、より学びを深めることができました。

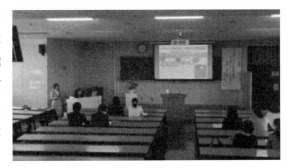

　私は、「負けないことが勝つこと」というナイチンゲールの信念が、強く印象に残りました。彼女は、自分や周りの人の可能性を信じる心の強さと科学的思考力をもち、決して諦めずに努力を重ねた人だといえます。私も、自分自身や人の力を信じ、自分で考えることを忘れずに、前に進んでいきたいです。

～看護学研究科　看護理論の個人発表～

　看護学研究科の「看護理論」では、院生の他に看護理論に興味のある教員や臨床看護師の科目履修生が参加して、城ヶ端先生の著書を中心に歴史的変遷も加えて、「ナイチンゲール」「ヘンダーソン」「トラベルビー」を中心にイギリスの看護理論家やわが国の薄井理論等を学んでいます。改めて看護理論の深さや実践に活かすためにはどうすればよいのかを考察し、最終日には、それぞれがひとりの理論家についてプレゼンテーションを行いました。経験豊かな受講生は、事例を理論に結びつけながら発表し、看護理論をそれぞれの職場で実践に結びつけるには、どうすべきかなどを討論しました。

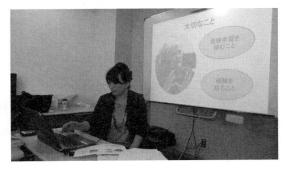

執筆者一覧

編集者

城ケ端　初子　聖泉大学大学院看護学研究科　教授　博士（医学）

執筆者

城ケ端　初子　聖泉大学大学院看護学研究科　教授　博士（医学）
大川　眞紀子　前聖泉大学看護学部　准教授　修士（社会学）
井上　美代江　前聖泉大学看護学部　講師
　　　　　　　滋賀県堅田看護専門学校　副学校長　修士（看護学）
桶河　華代　聖泉大学看護学部　講師　修士（看護学）
高島　留美　聖泉大学看護学部　特任助手
　　　　　　聖泉大学大学院看護学研究科　3期生
中島　真由美　聖泉大学看護学部　講師　修士（保健看護学）
永山　夕水　彦根市立病院　看護科長　乳がん看護認定看護師
浅居　美樹　豊郷病院　看護師
　　　　　　聖泉大学大学院看護学研究科　2期修了生　修士（看護学）
増田　安代　前・姫路獨協大学看護学部　教授　博士（保健福祉学）
山崎　香織　滋賀医科大学病院　看護師
千田　昌子　学校法人洛和学園　洛和会京都厚生学校　看護学科　専任教員
漆野　裕子　聖泉大学看護学部　助手
　　　　　　聖泉大学大学院看護学研究科　1期修了生　修士（看護学）
小島　唯　聖泉大学看護学部　5期生
大塚　聖子　社会福祉法人　長浜市社会福祉協議会
　　　　　　ほのぼのデイサービスセンターいろは　看護職員
高野　真由美
平木　聡美　前神崎中央病院　看護部長
　　　　　　聖泉大学大学院看護学研究科　3期生
帰山　雅宏　福井県立看護専門学校　専任教員　修士（看護学）
寺澤　律子　滋賀県立総合病院　副看護師長
　　　　　　聖泉大学大学院看護学研究科　3期生
奥田　のり美　京都看護大学　助教　修士（看護学）
松井　克奈子　学校法人洛和学園　洛和会京都厚生学校　看護学科　専任教員

水主　千鶴子　修文大学　看護学部　教授　修士（教育学）
吉永　典子　近江八幡市立総合医療センター　看護長
　　　　　　聖泉大学大学院看護学研究科　2期修了生　修士（看護学）
堂脇　かおり
田村　聡美　近江八幡市立総合医療センター　看護長
　　　　　　聖泉大学大学院看護学研究科　4期生
齋藤　京子　滋賀県済生会訪問看護ステーション　訪問看護認定看護師
　　　　　　聖泉大学大学院看護学研究科　4期生
川瀬　さゆり　滋賀県立総合保健専門学校　専任教員
　　　　　　聖泉大学大学院看護学研究科　4期生
田村　好規　近江草津徳州会病院　看護師長
竹澤　恵　学校法人洛和学園 洛和会京都厚生学校　助産学科　学科長
増田　繁美　ヴォーリズ記念病院　看護師長
　　　　　　聖泉大学大学院看護学研究科　第2期卒業生　修士（看護学）

編集後記

　平成27年10月に「ナイチンゲール看護研究会・滋賀」が誕生しました。代表の城ヶ端初子先生は、50年余りを看護の世界に身をおき、米国の看護大学院で「看護理論」を学び、赴任先である栃木県、岐阜県でナイチンゲール看護研究会を立ち上げて来られました。また、「実践に生かす看護理論19」や「ナイチンゲール讃歌」等の数多くの著書や論文も執筆されています。事務局は大川眞紀子先生、井上美代江先生のお二人が平成30年3月まで担当され、3人で研究会の開催と運営に尽力して来られました。平成30年4月から髙島留美先生とわたしで事務局を担当する機会に恵まれ、僭越ながらも編集後記を書く役割をいただきました。

　研究会の活動は、月1回の例会と年1回の講演会を開催しています。例会では、ナイチンゲールの看護思想を学び、理論をどのように実践に活かしていくかを目的にディスカッションしています。参加者は、病院や施設、訪問看護ステーションや地域包括支援センターで働く看護職と大学や専門学校の教員、院生、看護学生という様々な経歴をもっています。

　平成27年10月からナイチンゲール著である「看護覚え書」を読み解き、ナイチンゲールの生きた時代背景を知り、自分たちの看護を振り返るよい機会になっています。そして、ナイチンゲールの看護思想が今の時代にも通用する看護であると実感し、平成30年4月からは「病院覚え書」に取り組み始めて現在に至っています。

　このたび、平成27年10月から平成30年5月まで19回の例会と3回の講演会の記録として、ナイチンゲールの看護思想を実践に活かそう！―「ナイチンゲール看護研究会・滋賀」の学びと歩み―を刊行することができました。2年半の歩みを振り返るとその場その場の議論が思い出されます。それぞれの場面ごとに印象深く、例会や講演会における学びを思い起こして投稿していただきました研究会メンバーに深くお礼を申し上げます。また、研究会の活動に参加し、ご協力いただいている小山敦代先生、井本千鶴子様、力石泉様、今津宗一郎様、森田暁子様、村井知恵様、千野恵梨子様、布内美智子様、野瀬充恵様、伊部恵美子様、青西桃花様にもお礼を申し上げます。最後になりましたが、資料整理を担当してくれました野田照子様に感謝いたします。

　今後とも「ナイチンゲール看護研究会・滋賀」への参加、ご協力をよろしくお願いいたします。

「ナイチンゲール看護研究会・滋賀」事務局

桶河　華代

ナイチンゲールの看護思想を実践に活かそう
―「ナイチンゲール看護研究会・滋賀」の学びと歩み―

2019年3月1日　初版1刷　発行

編著者　城ケ端　初子
発　行　ナイチンゲール看護研究会・滋賀
　　　　〒521-1123　滋賀県彦根市肥田町720番地
　　　　電話 0749-47-8400
発　売　サンライズ出版
　　　　〒522-0004　滋賀県彦根市鳥居本町655-1
　　　　電話 0749-22-0627　FAX 0749-23-7720
印　刷　有限会社　東呉竹堂　ひがし印刷

© Hatsuko Jogahana 2019　乱丁本・落丁本はお取替します
ISBN978-4-88325-658-7　定価はカバーに表示しています